Gerhard Leibold · Wieder besser sehen lernen

Gerhard Leibold

Wieder besser sehen lernen – mit und ohne Brille

Augenkrankheiten, Augenheilkunde – erfolgreiche Naturheilverfahren, Vorsorge und Sehtraining

Oesch Verlag

1. Auflage 2002

Die Ratschläge in diesem Buch sind vom Autor und Verlag sorgfältig erwogen
und geprüft; dennoch kann eine Garantie nicht übernommen werden.
Eine Haftung des Autors bzw. des Verlags und seiner Beauftragten für Personen-,
Sach- und Vermögensschäden ist ausgeschlossen.

Umschlagfoto: © Blue Planet
Zeichnungen: Rolf Dähler, Bad Schwalbach
Druck und Bindung: LEGOPRINT S.p.A., Lavis (TN)
Printed in Italy

ISBN 3-0350-3005-7

Gern senden wir Ihnen unser Verlagsverzeichnis:
Oesch Verlag, Jungholzstraße 28, 8050 Zürich
E-Mail: info@oeschverlag.ch
Telefax 0041/1 305 70 66 (CH: 01 305 70 66)

Unser Buchprogramm finden Sie im Internet unter:
www.oeschverlag.ch

Inhaltsverzeichnis

Vorwort

Mit unseren Sinnen erfahren wir die Welt, orientieren uns in ihr und können auf ihre Ansprüche und Veränderungen zweckmäßig reagieren. Dazu sind alle Sinnesorgane notwendig, denn erst die Gesamtheit aller Eindrücke vermittelt uns ein vollständiges sinnliches Erleben der Umwelt. Im Grunde wäre es also „ungerecht", die Sinnesorgane unterschiedlich zu bewerten.

Aber es macht natürlich schon einen Unterschied, welches Sinnesorgan durch Krankheit beeinträchtigt wird. Wenn zum Beispiel der Geschmackssinn ausfällt, belastet das subjektiv zwar auch, aber eine Gefahr für Leib und Leben ist damit kaum verbunden. Besonders schwerwiegende Folgen haben dagegen Störungen der Augen, denn mit ihnen orientieren wir uns hauptsächlich in der Welt.

Deshalb wird der Sehsinn gemeinhin als wichtigster unserer Sinne verstanden. Die Bedeutung, die ihm von der Natur verliehen wurde, erkennt man auch an der Ausdehnung der Gehirnregion, die optische Eindrücke verarbeitet. Sie ist größer als die Hirnareale, die für die anderen Sinneseindrücke zuständig sind.

Ausgerechnet die wichtigen Augen werden bei der Gesundheitspflege häufig stiefmütterlich behandelt. Die meisten Menschen kümmern sich nicht um sie, wenn keine Sehstörungen bestehen. Manche meinen gar, sie müßten die Augen schonen, um die Sehkraft lange zu erhalten. Diese Vorstellung ist aber falsch, denn die Augen werden durch Gebrauch nicht abgenutzt. Es hilft also nichts, wenn man sie zu schonen versucht. Sinnvoll ist vielmehr ein spezielles Sehtraining, das der amerikanische Augenarzt William Bates erstmals 1919 vorstellte. Sie werden die zur selbstständigen Vorsorge geeigneten Augenübungen in diesem Buch ausführlich kennenlernen.

Natürlich kann diese Vorbeugung nicht alle Erkrankungen der Augen verhüten. Die häufigsten Augenkrankhelten lernen Sie hier kennen. Im Vordergrund stehen dabei die Warnzeichen, damit eine Erkrankung nicht

verschleppt wird, bis vielleicht das Sehvermögen überhaupt nicht mehr gebessert werden kann.
Außerdem erfahren Sie, welche ganzheitlichen Therapieansätze die Naturmedizin bei den verschiedenen Augenkrankheiten als Alternativen zur offiziellen Medizin anbietet. Das soll nicht zur unkritischen Selbstbehandlung verleiten, dazu ist das Augenlicht zu wichtig. Aber die Naturheilkunde kann auch bei Erkrankungen der Augen auf längere Sicht oft besser als die einseitige schulmedizinische Therapie helfen.

Anatomie und Funktionen der Augen

Das Auge ist ein kompliziert aufgebautes Organ, nicht minder komplex läuft der Sehvorgang ab. Zum besseren Verständnis werden wir deshalb manche Zusammenhänge vereinfacht darstellen müssen. Es genügt, wenn Sie wissen, wie das Auge aufgebaut ist und wie die optischen Eindrücke aufgenommen, weitergeleitet und verarbeitet werden, um das Sehtraining und die verschiedenen Augenerkrankungen zu verstehen. Aus methodischen Gründen wird dabei in äußeres Auge, vorderen Teil des Augapfels und inneres Auge unterschieden. Alle diese Anteile arbeiten natürlich eng miteinander zusammen und ermöglichen gemeinsam das Sehen.

Kompliziert aufgebautes Organ

Das äußere Auge

Zum äußeren Auge gehören alle Teile, die sich außerhalb der Augenhöhle befinden. Das sind die Augenlider mit der Bindehaut sowie der Tränenapparat.

Augenlider und Bindehaut

Die Augenlider gehören zu den Hilfseinrichtungen des Auges, tragen also nicht unmittelbar zum Sehen bei.

Hilfseinrichtungen

Sie bestehen aus Haut und dem bindegewebigen Lidknorpel, der in den Lidern eine Platte bildet.

Moll-Talgdrüsen

Am Rand der Augenlider befinden sich die nach aussen gebogenen Wimpern mit den *Moll-Talgdrüsen* an den Haarwurzeln.

Meibom-Drüsen

An der Innenkante der Lider sitzen die *Meibom-Drüsen*, die Talg absondern, um die Lider innen einzufetten. Dadurch ermöglichen sie das reibungsarme Gleiten der Lider über das vordere Auge. Gleichzeitig verhindert der Talg, daß die Tränenflüssigkeit über den Lidrand gespült wird.

Bindehaut

Innen sind die Lider mit einer schleimhautartigen Fortsetzung der äußeren Haut ausgekleidet, die man als *Bindehaut* bezeichnet. Am oberen und unteren Ende des Lids bildet die Bindehaut jeweils eine Umschlagfalte; das heißt, sie setzt sich von der Innenseite des Lids auf die vordere Fläche der Lederhaut fort. Am Übergang der Hornhaut auf die Lederhaut ist die Bindehaut dann fest mit der Hornhaut verwachsen.

Aufgabe der Lider

Die Aufgabe der Lider besteht darin, die Hornhaut und das Augeninnere zu schützen. Dafür ist ein bogenförmiger Ringmuskel im Ober- und Unterlid zuständig, der am Rand der Lidknorpelplatte ansetzt. Mit diesem Muskel werden die Augenlider geöffnet und geschlossen. Das ständige unbewußte Blinzeln sorgt dafür, daß die Tränenflüssigkeit über die Hornhaut verteilt wird; vermutlich wird es durch den Reiz ausgelöst, der von der trockenen Hornhaut ausgeht.

Lider schließen sich reflektorisch

Außerdem schließen sich die Lider reflektorisch, wenn zu starkes Licht einfällt, die Hornhaut berührt wird oder ein Gegenstand schnell auf das Auge zukommt. Über das vegetative Nervensystem werden die Augenlider auch von seelischen Vorgängen beeinflußt. Bekannt sind vor a1lem die weit aufgerissenen Lider bei Angst, Schreck und Gefahr. Dadurch sollen die Augen maximal geöffnet werden, damit man möglichst viele optische Reize aus der Umwelt aufnimmt.

Der Tränenapparat

Aufgabe des Tränenapparats

Zum Tränenapparat gehören Tränendrüsen, Tränenpapillen und Tränengänge. Seine Aufgabe besteht darin, die Tränenflüssigkeit abzusondern und auf dem Auge zu verteilen, damit es nicht zu trocken wird und die Lider gut darüber gleiten.

Tränendrüsen

Die mandelförmigen *Tränendrüsen* befinden sich seitlich außen über den Augen in einer flachen Nische des Augenhöhlendachs. Sie bilden die Tränenflüssigkeit und geben sie über Ausführungsgänge an die Augen ab. Die Absonderung der Tränen wird vom parasympathischen Anteil des vegetativen Nervensystems gesteuert. Das erklärt auch, weshalb Gefühle zum Weinen mit vermehrter Tränenabsonderung führen. Der Talg aus den Meibom-Liddrüsen kann dann das „Überlaufen" der Tränenflüssigkeit nicht mehr verhindern.

Ständiges Blinzeln

Tränenpapillen

Tränensack

Im Auge verteilt sich die Tränenflüssigkeit dann auf der gesamten Oberfläche, die von den Lidern umschlossen wird. Dazu trägt das ständige unwillkürliche Blinzeln bei. Schließlich sammeln sich die Tränen nasenwärts am inneren Lidwinkel im Tränensee. In diesen tauchen die *Tränenpapillen* der Lider mit den Tränenpunkten ein. Sie nehmen die Tränenflüssigkeit auf und leiten sie durch die Tränenkanälchen zum *Tränensack*, der sich seitlich unterhalb des inneren Lidwinkels befindet.

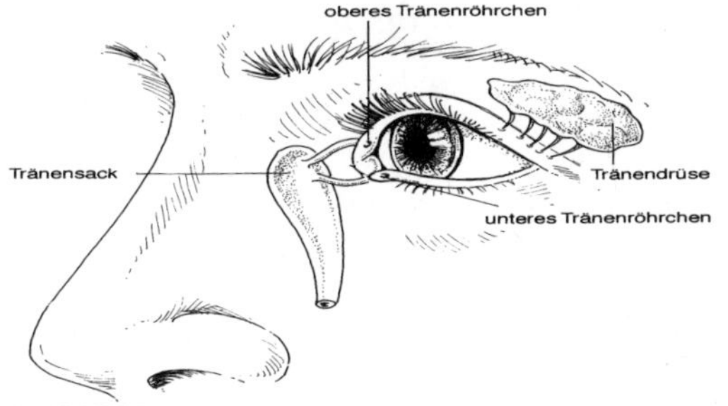

Tränenorgane

Tränen-Nasen-Gang

Aus dem Tränensack wird die Flüssigkeit dann durch den *Tränen-Nasen-Gang* zur Nase abgeleitet. Er mündet in den unteren Nasengang ein. In der Nase trägt die Tränenflüssigkeit mit zur Anfeuchtung der Atemluft bei.

Formatio reticularis

Das übergeordnete Zentrum für die Steuerung der Tränenabsonderung befindet sich in der *Formatio reticularis*, einem Teil des verlängerten Marks, das vom Rückenmark bis zum Zwischenhirn reicht. Hier werden Reize aus den Augen zum Beispiel durch Trokkenheit oder Fremdkörper registriert und durch entsprechend vermehrte Tränenabsonderung zweckmäßig beantwortet. Die Formatio reticularis bildet also gleichzeitig das Zentrum für Aufnahme, Verarbeitung und Reaktion; alle diese Vorgänge laufen unwillkürlich und ohne Zutun des Bewußtseins ab.

Vorderer Teil des Augapfels

Große Bedeutung für die Aufnahme optischer Reize

Der vordere Teil des Augapfels, der teilweise von außen sichtbar ist, besteht aus Hornhaut, Regenbogenhaut mit Pupille, Linse sowie den beiden Augenkammern. Dieser Abschnitt des Auges ist von großer Bedeutung für die Aufnahme der optischen Reize aus der Umgebung.

Horn- und Regenbogenhaut

Hornhaut

Die vordere, nach vorne gewölbte Fläche des Augapfels wird als *Hornhaut* bezeichnet. Sie ist etwa 1 mm dick, lichtdurchlässig und besteht aus mehreren Schichten. Streng anatomisch betrachtet handelt es sich dabei um eine Fortsetzung der Lederhaut. Sie steht aber auch in Beziehung mit der Bindehaut, mit der sie beim Übergang in die Lederhaut fest verwachsen ist.

Sie schließt den Augapfel nach vorne ab

Die Hornhaut schließt den Augapfel nach vorne ab, dient also auch seinem Schutz. Ihre Berührung löst reflektorisch sofort den Lidschluß aus. Beim Sehvor-

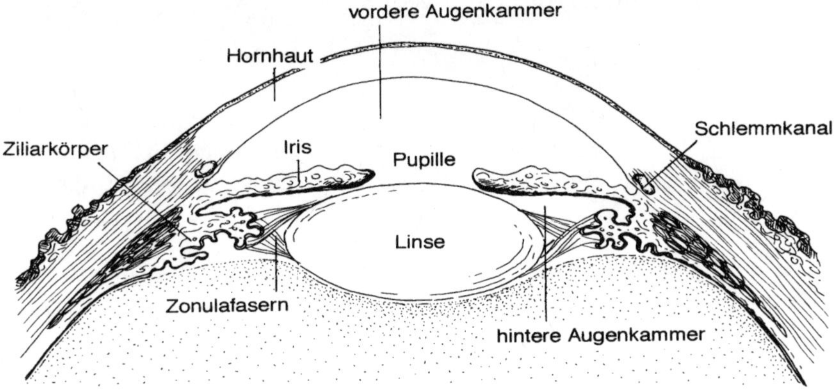

Querschnitt durch den vorderen Augapfel

gang wirkt die Hornhaut wie eine konvexe (nach aussen gekrümmte) Linse, die Lichtstrahlen nach innen richtet und ordnet. Abnorme Wölbungen der Hornhaut stören daher das Sehvermögen oft erheblich.

An der Übergangsstelle zwischen Hornhaut und Lederhaut beginnt die *Regenbogenhaut* (Iris), die aus Teilen der Ader- und Netzhaut besteht. Sie spannt sich wie eine hochgestellte Scheibe quer durch das Auge, umgibt ringförmig die Pupille und liegt der Augenlinse auf. Der äußere Rand der Regenbogenhaut, die Iriswurzel, wird am Ziliarkörper befestigt, an dem auch die Linse aufgehängt ist.

Regenbogenhaut (Iris)

In der Iris befinden sich Pigmente, die dem Auge seine Färbung verleihen. Außerdem enthält sie Muskeln, mit denen dle Pupillenweite reguliert wird. Das Licht, das außerhalb der Pupillenöffnung einfällt, wird von der Iris resorbiert, gelangt also nicht ins Augeninnere.

Pigmente geben dem Auge die Farbe

Den Raum zwischen der Rückseite der Hornhaut und der Vorderseite der Iris bezeichnet man als *vordere Augenkammer.* Er ist mit dem Kammerwasser gefüllt. Dessen optische Eigenschaften entsprechen weitgehend denen der Hornhaut, so daß beide das Licht annähernd gleich stark brechen.

Vordere Augenkammer

Pupille und Linse

Sehloch

Das Sehloch, wie man die Pupille auch nennt, befindet sich in der Mitte der Regenbogenhaut. Durch sie gelangen die Lichtstrahlen von außen zur Augenlinse. Die kleinen Muskeln der Iris sorgen dafür, daß die Pupille je nach Bedarf erweitert oder verengt werden kann.

Weite der Pupille

Die Weite der Pupille hängt einmal davon ab, wie stark das einfallende Licht ist. Bei grellem Sonnenschein verengt sie sich zum Beispiel, um das Augeninnere vor Lichtschäden zu schützen. Nachts dagegen wird die Pupille maximal erweitert, um möglichst viel Restlicht in die Augen einzulassen.

Dient der Schärfeneinstellung beim Sehen

Darüber hinaus dient die Pupille der Schärfeneinstellung beim Sehen. Wenn man einen nahen Gegenstand betrachtet, verkleinert sich die Öffnung, beim Blick in die Ferne vergrößert sie sich. Auf diese Weise sorgt die Pupille wie die Blende eines Fotoapparats dafür, daß die Lichtstrahlen stets optimal einfallen und ein scharfes Bild erzeugen.

Linse des Auges

Hinter Pupille und Iris liegt in einer Einbuchtung des Glaskörpers die *Linse des Auges*. Sie besteht aus mehreren Schichten mit unterschiedlicher Brechkraft und wird von einer durchsichtigen elastischen Membran umgeben.

Prinzip einer Sammellinse

Beim Sehen arbeitet sie nach dem Prinzip einer Sammellinse, konzentriert also die durch die Hornhaut und Pupille einfallenden Lichtstrahlen und entwirft auf der Netzhaut ein umgekehrtes Abbild der beobachteten Objekte.

Die Aufhängung der Linse besteht aus dem Ziliarkörper mit dem ringförmigen Ziliarmuskel und den Zonulafasern.

Ziliarkörper

Zonulafasern

Der *Ziliarkörper* befindet sich bei der Iriswurzel; von ihm gehen die feinen *Zonulafasern* zur Linse ab. Wenn der Ziliarmuskel angespannt ist, erschlaffen die Zonulafasern, und die Wölbung der Linse nimmt zu. Entspannt sich der Ziliarmuskel, werden die Zonulafasern angespannt und ziehen an der Linse, so daß sie flacher wird. Auf diese Weise wird die Brechkraft der

Linse verändert, damit man nahe oder entferntere Gegenstände klar und deutlich sehen kann:

Veränderung der Brechkraft

- Zur Naheinstellung wird die Linse stärker gewölbt, damit sie die Lichtstrahlen stärker bricht.
- Zur Ferneinstellung muß die Linse flacher werden, um die einfallenden Lichtstrahlen schwächer zu brechen.

Diesen Anpassungsvorgang bezeichnet man als *Akkommodation*. Er läuft unwillkürlich ab, bewußt kann man ihn nicht beeinflussen. Eine Aufgabe des Sehtrainings nach Dr. Bates besteht darin, die Nah- und Ferneinstellung durch entsprechende Techniken ständig zu üben, um die gute Sehkraft zu erhalten.

Akkommodation

Vordere und hintere Augenkammer

Ausdehnung

Die vordere Kammer des Auges wird vorne von der Innenseite der Hornhaut und hinten von der Regenbogenhaut begrenzt. Hinter der Regenbogenhaut befindet sich die hintere Augenkammer, die bis zum Glaskörper reicht. Durch die Pupillenöffnung stehen die beiden Kammern miteinander in Verbindung.

Kammerwasser

Gefüllt sind die Augenkammern mit dem *Kammerwasser*. Es wird vom Gewebe über dem Ziliarmuskel gebildet. Zunächst gelangt es in die hintere Augenkammer, dann zwischen Linse und Regenbogenhaut hindurch zur Pupille und durch sie nach vorne in die vordere Augenkammer. Im Winkel der vorderen Kammer beginnt der *Schlemmkanal*, durch den das Kammerwasser abfließt.

Schlemmkanal

Augeninnendruck

Das Kammerwasser bestimmt hauptsächlich den Augeninnendruck, der normalerweise etwa 16 mm Hg beträgt (zum Vergleich: Blutdruck 120/80 mm Hg als Idealwert bei jüngeren Erwachsenen). Dieser Druck muß stets annähernd genau gehalten werden, damit es nicht zur Schädigung der Augen (grüner Star) kommt. Deshalb sind Produktion und Abfluß des Kammerwassers sehr fein aufeinander abgestimmt.

Das Kammerwasser besitzt annähernd die gleichen optischen Eigenschaften wie die Hornhaut, beide brechen das Licht fast gleich stark. So wird verhindert, daß das Kammerwasser durch andere Brechung der Lichtstrahlung das Sehen beeinträchtigt.

Das innere Auge

Der innere Anteil des Auges besteht aus dem hinteren Augapfel, dem Glaskörper, einer Hülle aus 3 Schichten und der Muskulatur. Im weiteren Sinn kann man auch noch den zum Gehirn laufenden Sehnerven dazurechnen.

Augapfel und Glaskörper

Lage des Augapfels

Der *Augapfel* liegt in der Augenhöhle, die vom Stirnbein, Jochbein und Oberkieferknochen gebildet wird. Er umgibt die beiden Augenkammern und den Glaskörper. Die Augenhöhle ist mit Fett ausgekleidet, das den Augapfel polstert und seine Bewegungen ermöglicht. In dieses Fettgewebe ist er ähnlich wie der Kopf eines Gelenks in der Gelenkpfanne beweglich eingelagert.

3 Schichten der Hülle

Die Hülle des Augapfels besteht aus 3 Schichten, der äußeren Lederhaut, mittleren Aderhaut und inneren Netzhaut.

Glaskörper

Hinter der Augenlinse befindet sich der *Glaskörper*, der fast den gesamten inneren Raum des Augapfels bis zur Netzhaut anfüllt. Er besteht aus der Glaskörper-Gallerte, einer gelartigen Masse mit bis zu 98 % Flüssigkeit. Darin eingelagert sind feine Fäserchen, die durch Verdichtung an der Oberfläche die Grenzmembran des Glaskörpers bilden. Die Gallerte ist optisch homogen, bricht also die durchtretenden Lichtstrahlen nicht mehr.

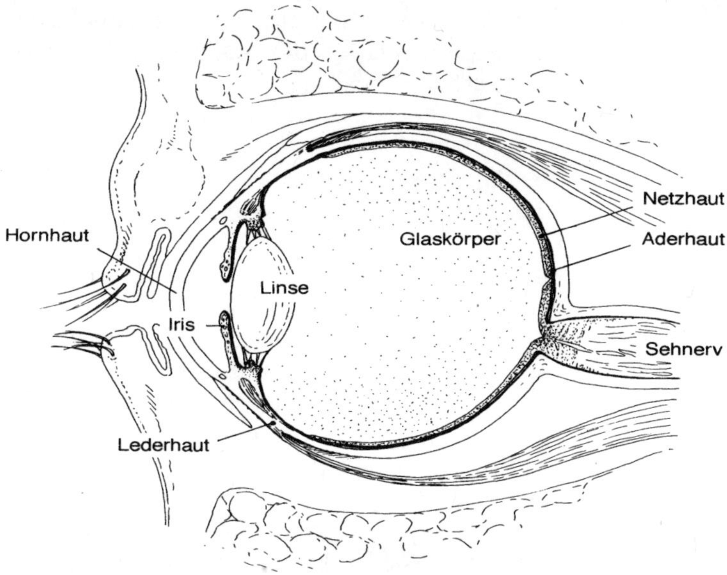

Querschnitt durch den Augapfel

Leder-, Ader- und Netzhaut

Die äußere Schicht der Hülle des Augapfels bildet die *Lederhaut*. Sie besteht aus derbem weißlichem Bindegewebe, das den Augapfel schützt und seine Bewegungen im Fettpolster der Augenhöhle zuläßt. Im vorderen Teil des Augapfels setzt sich die Lederhaut mit der bereits beschriebenen durchsichtigen Hornhaut fort. *Lederhaut*

Die mittlere Schicht der Augapfelhülle bezeichnet man als *Aderhaut*. Sie reicht bis zum Übergang der Lederhaut in die Hornhaut. Von innen nach außen ist sie aus den folgenden 4 Schichten aufgebaut: *Aderhaut*

4 Schichten

- *Äußere Schicht* aus Bindegewebe mit Lymphspalten und zahlreichen Pigmentzellen, die das durch die Netzhaut eindringende Licht adsorbieren.
- *Gefäßnetz* mit vielen Arterien und Venen; die Venen dieser Schicht sammeln sich an einer bestimmten Stelle („Äquator") des Augapfels und bilden hier 4 größere Venen.

- *Kapillarnetz* mit vielen feinen Haargefäßen; dieses Netz versorgt die Netzhaut mit Blut, Sauerstoff und Nährstoffen.
- *Innere Basalmembran* an der Übergangsstelle zum Pigmentepithel der Netzhaut.

Netzhaut spielt entscheidende Rolle beim Sehen

Der Aderhaut folgt als innere Schicht der Hülle des Augapfels die *Netzhaut*, die eine entscheidende Rolle beim Sehen spielt. Sie besteht ebenfalls aus mehreren Schichten und wird in einen lichtempfindlichen und den „blinden" Anteil unterschieden. Der lichtempfindliche Teil enthält die Sinnes- und Nervenzellen für das Sehen, außerdem Stützzellen; strenggenommen handelt es sich bei diesem Netzhautteil um ein ins Auge vorgelagertes Areal des Gehirns.

3 Schichten der Netzhaut

Als Hauptschichten der Netzhaut unterscheidet man die folgenden 3 Anteile:

- *Pigmentepithel* an der Grenze zur inneren Basalmembran der Aderhaut; von hier aus reichen zahlreiche feine Fortsätze zwischen die Stäbchen und Zapfen der darüber befindlichen Schicht hinein.
- *Neuroepithelschicht*, die aus den lichtempfindlichen Stäbchen und Zapfen besteht.
- *Gehirnschicht* mit den Nervenzellen und -fasern als innerste Schicht, die dem Glaskörper anliegt.

Umgekehrtes Bild auf der Netzhaut

Beim Lichteinfall durch die Pupille und Linse laufen die Strahlen so, daß auf der Netzhaut ein umgekehrtes Bild des betrachteten Gegenstands entsteht. Es wird von den lichtempfindlichen Rezeptoren der Netzhaut in Nervenimpulse umgewandelt, die zum Gehirn geleitet werden. Diesen Vorgang beschreiben wir später beim Sehen noch genauer.

Muskulatur der Augen

Augenhöhle

Zur Orientierung in der Umwelt muß der Augapfel in zahlreiche Richtungen bewegt werden. Das erfolgt ähnlich wie bei einem Gelenk in der mit Fett ausgekleideten *Augenhöhle*.

Zur aktiven Bewegung verfügt das Auge über insgesamt 6 Muskeln wie folgt:

- Hinten an der Augenhöhle entspringen die 4 *geraden Augenmuskeln*; sie werden als oberer, unterer, innerer und temporaler (zur Schläfe gehörender) gerader Augenmuskel bezeichnet und ermöglichen die Aufwärts-, Abwärts- und seitlichen Bewegungen des Augapfels.

Gerade Augenmuskel

- Seitlich am Augapfel ansetzende 2 Muskeln, die man oberer und unterer *schräger Augenmuskel* nennt; sie sind für die Drehbewegungen der Augen zuständig.

Schräge Augenmuskel

Bei den Augenmuskeln handelt es sich um quergestreiftes Muskelgewebe, sie können also willkürlichbewußt bewegt werden. Wie alle anderen Muskeln stehen auch sie ständig unter einer gewissen Grundspannung (Tonus), die vom vegetativen Nervensystem erzeugt wird. Dabei können auch seelische Einflüsse eine Rolle spielen. Das Sehtraining nach Dr. Bates sorgt unter anderem dafür, daß die Augenmuskulatur sich nicht chronisch verspannt und dadurch Sehstörungen erzeugt.

Quergestreiftes Muskelgewebe

Grundspannung

Sehnerv zum Gehirn

Die lichtempfindlichen Rezeptoren der Netzhaut versteht man als nach außen verlagerte Nervenzellen des Gehirns. Sie wandeln die Lichtreize in nervöse Erregung um und leiten sie an die 2. Nervenzellschicht der Netzhaut weiter. Ein Zapfen des lichtempfindlichen Anteils der Netzhaut tritt normalerweise mit 1 Zelle dieser 2. Schicht in Verbindung, während für etwa 130 der Stäbchen ebenfalls nur 1 dieser Zellen zuständig ist.

Nach außen verlagerte Nervenzellen des Gehirns

Die Fortsätze der Nervenzellen der 2. Schicht vereinigen sich in der Papille zum Sehnerven, der dann durch die Schichten des Augapfels austritt.

Sehnerv

Wenn man den Augenhintergrund mit dem Augenspiegel untersucht, erkennt man die Papille als helle Scheibe, die von einem inneren weißlichen Ring der Lederhaut und einem äußeren dunkleren Ring der Aderhaut umgeben ist. Da sich hier keine lichtemp-

Papille als helle Scheibe am Augenhintergrund

Blinder Fleck

findlichen Rezeptoren befinden, bezeichnet man diese Stelle der Netzhaut als *blinden Fleck*.

Hinter den Augenhöhlen treten die von den beiden Augen wegführenden Nerven in Knochenkanäle ein und ziehen zum Gehirn. An der unteren Seite des Zwischenhirns befindet sich die X-förmige *Sehnervenkreuzung*, in der sich die Fasern der beiden Nerven zum Teil überkreuzen. Dadurch wird es möglich, daß die unterschiedlichen Bilder der beiden Augen im Gehirn übereinander gelagert werden, eine Voraussetzung für die Wahrnehmung der räumlichen Tiefe und dreidimensionalen Ausdehnung der betrachteten Objekte.

Sehnervenkreuzung

Nach der Sehnervenkreuzung ziehen die Nervenfasern in der Sehbahn weiter zum Zwischenhirn. Hier befindet sich ein Areal, das als *seitlicher Kniehöcker* bezeichnet wird. In seinem untergeordneten Sehzentrum werden die optischen Informationen auf 2 Bahnen umgeschaltet. Die eine läuft empor zur Vierhügelregion des Gehirns, die andere zu den Sehfeldern, wo das bewußte Sehen erfolgt.

Seitlicher Kniehöcker

Der Vorgang des Sehens

Der komplexe Ablauf der verschiedenen Funktionen, die aus den in die Auge einfallenden Lichtstrahlen schließlich im Gehirn ein Bild entwerfen, ergibt sich zum Teil schon aus dem beschriebenen anatomischen Aufbau des Auges. Zum besseren Verständnis soll der Vorgang hier nochmals im Zusammenhang dargestellt werden.

Aufnahme optischer Reize

Dioptrischer Apparat des Auges

Die Aufnahme der optischen äußeren Reize erfolgt durch den dioptrischen (bildentwerfenden) Apparat des Auges. Unter diesem Oberbegriff faßt man Hornhaut, vordere Augenkammer, Pupille, Linse und Glaskörper zusammen. Sie sorgen dafür, daß die einfallenden Lichtstrahlen gesammelt und gebrochen werden, damit auf der Netzhaut ein klares umgekehrtes Bild der betrachteten Umgebung entsteht.

Die Hornhaut wirkt als Konvexlinse

Die Lichtstrahlung tritt durch die transparente Hornhaut in das Auge ein. Sie wirkt als Konvexlinse, die den Lichteinfall nach innen richtet und ordnet. Durch die vordere Augenkammer gelangen die Strahlen weiter zur Regenbogenbaut. Sie absorbiert das Licht außerhalb der Pupille und läßt nur die Strahlen durch, die in die Sehöffnung einfallen.

Eng- und Weitstellung der Pupille

Wie die Blende einer Fotokamera wird die Pupille beim Sehen enger oder weiter gestellt, das hängt von der Lichtstärke und der Entfernung des betrachteten Objekts ab. Bei starkem Licht oder nahen Gegenständen verengt sich die Sehöffnung durch die Muskeln der Regenbogenhaut, bei schwacher Beleuchtung oder beim Blick in die Ferne erweitert sie sich.

Bikonvexlinse

Aufgabe der Linse

Nachdem die Lichtstrahlen durch die Pupille getreten sind, treffen sie auf die Linse. Diese ist als Bikonvexlinse ausgebildet, krümt sich also nach vorne und hinten. Ihre Aufgabe besteht darin, die einfallenden Lichtstrahlen so zu brechen, daß auf der Netzhaut ein umgekehrtes scharfes Bild des betrachteten Objekts entsteht. Dazu verändert sie ihre Form mit Hilfe des Ziliarmuskels und der Zonulafasern.

Fernsehen

Wenn der ringförmige Ziliarmuskel entspannt wird, ziehen die Fasern die elastische Linse in die Länge, so daß die Brechkraft abnimmt; das ist notwendig beim Blick in die Ferne.

Nahsehen

Zum Nahsehen dagegen wird der Ziliarmuskel angespannt, die Zonulafasern erschlaffen, und die Linse wölbt sich stärker, um das Licht mehr zu brechen.

Hinter der Linse laufen die gebrochenen Lichtstrahlen durch den Glaskörper. Seine gallertige Masse ist optisch homogen und verändert den Strahlengang nicht mehr. Das Bild aus der Umgebung kommt also so auf der Netzhaut an, wie es von der Linse gebrochen wurde. Wegen dieser Brechung steht das Abbild des betrachteten Objekts auf der Netzhaut auf dem Kopf.

Lichtempfindliche Rezeptoren

Lichtempfindliche Sehzellen

In der Netzhaut, auf die das Bild von der Linse geworfen wird, befinden sich lichtempfindliche Sehzellen (Rezeptoren). Sie sorgen dafür, daß die einfallenden Lichtstrahlen in Nervenerregung umgewandelt und weitergeleitet werden. Man unterscheidet die folgenden beiden Formen lichtempfindlicher Rezeptoren:

Zapfenförmige Sinneszellen

- *Zapfenförmige Sinneszellen*, von denen es wahrscheinlich 3 Arten mit unterschiedlicher Lichtempfindlichkeit gibt. Diese Rezeptoren sind für das Sehen am Tag und für das Farbsehen zuständig. Der komplizierte Vorgang der Farbwahrnehmung ist noch nicht vollständig geklärt. Man geht heute davon aus, daß die 3 Arten der Zapfen unterschiedliche Sehpigmente enthalten, die Licht verschiedener Wellenlänge einfangen; die Lichtenergie verändert die chemische Struktur der Zapfen und führt zur Erregung der Sinneszellen, die über die Nerven weitergeleitet wird. Wahrgenommen werden von den 3 Zapfenarten Rot-, Grün- und Blauanteile des Lichts; aus der Mischung dieser 3 Einzelfarben kann praktisch jede Farbempfindung erzeugt werden.

Spindelförmige Stäbchen

- *Spindelförmige Stäbchen* reagieren hauptsächlich auf die Helligkeitsunterschiede im Schwarz-Weiß-Bereich und werden deshalb zum Sehen in der Dämmerung und Nacht eingesetzt. Der Übergang vom Tag- zum Nachtsehen erfolgt fließend durch die Dunkeladaption; in dieser Phase arbeiten Zapfen und Stäbchen gleichzeitig.

125 Millionen Rezeptoren auf der Netzhaut

In der menschlichen Netzhaut befinden sich ungefähr 20mal mehr Stäbchen als Zapfen. Insgesamt enthält sie rund 125 Millionen dieser lichtempfindlichen Rezeptoren, die unterschiedlich dicht verteilt sind. Die Stäbchen nehmen zur Peripherie der Netzhaut hin zu, die Zapfen dagegen herrschen im Zentrum vor.

Gelber Fleck

Hier, am hinteren Pol der Netzhaut, befindet sich der *gelbe Fleck,* die Stelle des schärfsten Sehens und der besten Farbunterscheidung. In 1 mm^2 des gelben Flecks befinden sich etwa 166.000 lichtempfindliche

Rezeptoren (zum Vergleich: beim für seine Sehschärfe bekannten Bussard sind es sogar über 1 Million). Die Sehzellen unterteilt man in Außen-, Innenglied und Nervenfortsatz.

Außenglied

Sehpigmente

Die Zellmembran des *Außenglieds* ist stark gefaltet, so daß sich ihre Oberfläche deutlich vergrößert. Im Eiweiß dieser Membran befinden sich die Sehpigmente. Davon enthalten die Zapfen 3 Arten für die 3 Grundfarben, die Stäbchen dagegen nur eine Art (Sehpurpur). Die einfallende Lichtenergie wird von den Sehpigmenten wie durch eine Antenne eingefangen und in elektrische Impulse umgewandelt.

Inneres Glied der Lichtrezeptoren

Dem Außenglied folgt das *innere Glied* der Lichtrezeptoren. Davon geht dann der *Nervenfortsatz* ab, der die aus Lichtenergie gebildeten elektrischen Impulse zu den Nervenzellen der Netzhaut leitet.

Weiterleitung der Reize

Die von den Sehpigmenten der Stäbchen und Zapfen erzeugten elektrischen Impulse gelangen über die Nervenfortsätze zu den Nervenzellen. Für die meisten Zapfen ist jeweils eine eigene Nervenzelle zuständig, während auf etwa 130 Stäbchen durchschnittlich nur eine Nervenzelle kommt.

Bipolare Nervenzellen

Diese Nervenzellen sind bipolar ausgebildet, nehmen also auf der einen Seite die elektrischen Impulse auf und leiten sie auf der anderen Seite durch einen Nervenfortsatz weiter. Die Gesamtheit der weiterleitenden Nervenfortsätze der Zellen vereinigt sich in der Papille am Hintergrund der Netzhaut zum Sehnerven. An dieser Scheibe tritt der Sehnerv dann aus dem Augapfel aus und gelangt in einen Knochenkanal, der zum Gehirn führt.

Die weitere Leitung der Impulse im Sehnerven wurde bereits bei der Anatomie des inneren Auges dargestellt. Die Nervenerregung gelangt zunächst bis zur Sehnervenkreuzung, wo ein Teil der Nervenfasern zur jeweils anderen Seite wechselt. Von hier aus laufen die elektrischen Impulse in der Sehbahn zum untergeordneten Sehzentrum im seitlichen Kniehöcker des Zwischenhirns. Man nimmt an, daß hier die räumlichen Unterschiede kontrastreicher als auf der Netzhaut registriert werden, was das spätere Bild im Gehirn verbessert.

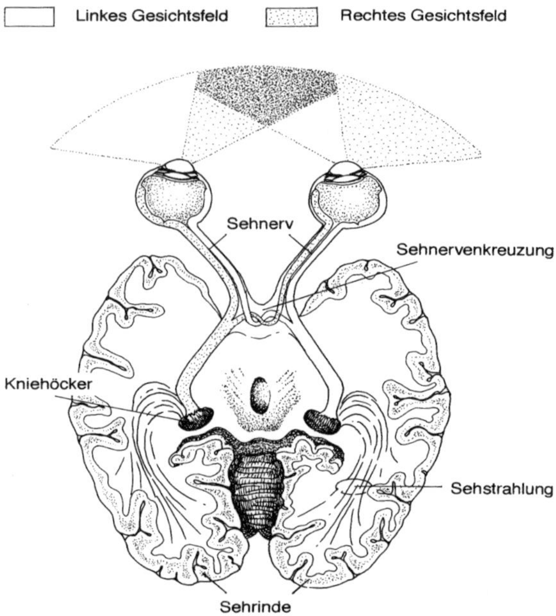

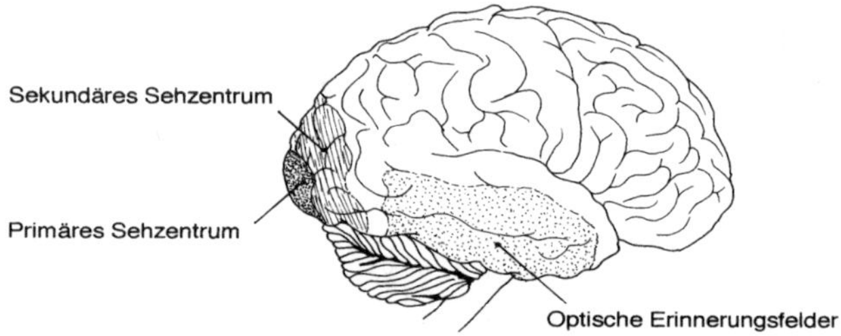

Wahrnehmung im Gehirn

Gratiolet-Sehstrahlung

Im seitlichen Kniehöcker werden die Nervenimpulse aus der Netzhaut dann auf 2 Sehbahnen umgeschaltet. Die eine läuft zur oberen Vierhügelregion im Mittelhirn, wo die Reize weiterverarbeitet werden. Die andere Bahn, die man als *Gratiolet-Sehstrahlung* bezeichnet, endet im primären Sehfeld der Sehrinde des

Großhirns; sie befindet sich an der Unterseite des Hinterhauptlappens des Großhirns.

Punkt-für-Punkt-Abbildung der Nervenimpulse

In diesem Sehfeld erfolgt nun eine Punkt-für-Punkt-Abbildung der Nervenimpulse, die von der Netzhaut zugeleitet wurden.

> Anders gesagt: Im primären Sehfeld wird aus den elektrischen Nervenimpulsen wieder das Bild zusammengesetzt, das vorher durch den Einfall der Lichtstrahlen auf der Netzhaut entstand.

Außerdem ist dieses Sehfeld für die Wahrnehmung der Konturen des beobachteten Objekts, das Farbensehen und die Lokalisation der Richtung des beobachteten Gegenstands zuständig.

Sekundäre Sehfelder des Großhirns

Die eigentliche visuelle Wahrnehmung erfolgt jedoch erst in den *sekundären Sehfeldern* des Großhirns. Sie repräsentieren die beiden Gesichtshälften und stehen durch Nervenfasern des Balkens, der sich zwischen den beiden Großhirnhälften befindet, miteinander in Verbindung. Erst mit diesen sekundären Feldern „sehen" wir dann tatsächlich unsere Umgebung. Ferner befinden sich in diesem Teil der Großhirnhälften auch noch Felder, die für die gleichzeitige Bewegung der Augen zuständig sind.

Psychische Einflüsse beim Sehen

Was man mit eigenen Augen sieht, entspricht der Realität, meinen viele Menschen. Aber das ist ein Irrtum, wie zum Beispiel Polizei und Gerichte aus ihren Erfahrungen mit Zeugenaussagen wissen. Wenn 2 Personen genau den gleichen Vorgang beobachten, können ihre späteren Aussagen dazu so stark voneinander abweichen, als hätten sie unterschiedliche Ereignisse gesehen. Deshalb müssen sie nicht absichtlich lügen (was natürlich auch vorkommt), sie geben lediglich ihre durch psychische Einflüsse subjektiv veränderten Wahrnehmungen wider.

Die psychisch bedingten Unterschiede bei der visuel-

Anatomisch-physiologische Grundlagen

len Wahrnehmung beruhen zum Teil auf anatomisch-physiologischen Grundlagen. Besonders wichtig ist dabei die Grundspannung der 6 Augenmuskeln, die durch das vegetative Nervensystem erzeugt wird; bei ihr spielen seelische Einflüsse eine Rolle, die indirekt über die Nerven auf die Augenmuskulatur übertragen werden. Sie können zum Beispiel zur chronischen Verspannung der Augenmuskeln führen, die das Sehen beeinträchtigen.

Das Seelenleben beeinflußt die Weite der Pupillen

Außerdem beeinflußt das Seelenleben über das Nervensystem die Weite der Pupillen und die Brechkraft der Linse, was gleichfalls Veränderungen der visuellen Wahrnehmung erzeugt.

Psychische Einflüsse bei der Verarbeitung der Seheindrücke

Wesentlich wichtiger als diese körperlich-seelischen Reaktionen sind aber die psychischen Einflüsse bei der Verarbeitung der Seheindrücke. Sie werden vor allem durch die aktuelle Lebenssituation und Stimmungslage (z. B. positive oder depressive Stimmung, Streß, Probleme), frühere Erfahrungen, Interessen, Neigungen und Lebensgrundeinstellung bestimmt. Außerdem wirken dabei Kulturkreis, soziale Schicht, Beruf, Alter und Geschlecht mit. Diese subjektiven psychosozialen Faktoren schaffen bei jedem Menschen eine „visuelle Eigenwelt", die mit ihm entsteht, im Lauf seines Lebens verändert wird und mit ihm wieder vergeht.

Das Gehirn kann uns einen Streich spielen

Nicht zuletzt kann uns auch das Gehirn bei der Verarbeitung der optischen Eindrücke einen Streich spielen. Da es ganzheitlich arbeitet, erfaßt es die betrachteten Objekte nicht isoliert, sondern mit ihren Beziehungen zur Umgebung. Deshalb kann die Wahrnehmung durch optische Täuschung verfälscht werden.

Typisches Beispiel

Typisch ist zum Beispiel der aufgehende Mond, der wesentlich größer erscheint als später, wenn er hoch über uns steht. Der Mond verändert seine Größe natürlich nicht, der Eindruck verschiedener Größe entsteht durch die unterschiedlichen Beziehungen zur Umgebung beim Aufgang des Monds und bei seinem weiteren Lauf.

„Augenpflege“ durch Sehtraining

Gesundheitsvorsorge besteht aus mehreren Komponenten, die teils allgemein, teils spezifisch auf bestimmte Organe wirken. Zur allgemeinen Pflege der Gesundheit, die indirekt auch den Augen nützt, gehören vor allem vollwertige Ernährung und ausreichend Bewegung. Darauf muß im Rahmen dieses Buchs nicht weiter eingegangen werden. Speziell zur „Pflege“ der Augen und Erhaltung des guten Sehvermögens bis ins hohe Alter eignet sich das Sehtraining nach Bates. Von der offiziellen Medizin wird es zwar nicht oder nur bedingt anerkannt, in der Praxis bewährt es sich seit Jahrzehnten gut.

Seit Jahrzehnten in der Praxis bewährt

Grundsätzlich eignet sich das Bates-Training zur selbständigen „Augenpflege“. Einige Grundübungen zur Selbsthilfe stellen wir später vor. Es empfiehlt sich aber, das Training mit einem Therapeuten zu besprechen, der dafür aufgeschlossen ist. Sonst besteht unter Umständen die Gefahr, daß eine Augenkrankheit lange verschleppt wird, weil man dank der Übungen nichts davon merkt. Auch sollten die schwierigeren Übungen zunächst unter fachlicher Anleitung trainiert werden, um Fehler dabei zu vermeiden. Unbedingt erforderlich ist fachliche Anweisung dann, wenn das Sehtraining die Behandlung einer bestehenden Augenkrankheit ergänzen soll.

Mit einem Therapeuten besprechen

Unvollständige Vorstellung der Schulmedizin

Sehen in schulmedizinischer Sicht

Aus schulmedizinischer Sicht wird Sehen als komplexer optisch-mechanischer Vorgang verschiedener Teile des Auges aufgefaßt, der uns die Wahrnehmung der Umwelt ermöglicht. Zu wenig beachtet wird dabei, daß wir erst im Gehirn „sehen“ und dabei psychische Einflüsse eine gewichtige Rolle spielen. Da sich diese subjektiven Einwirkungen jedoch der exakten naturwissenschaftlichen Erforschung weitgehend entziehen, werden sie von der offiziellen Augenheilkunde bei Diagnose und Therapie kaum beachtet. Wegen dieser unvollständigen Auffassung beurteilt die Schulmedizin die Störungen des Sehvermögens als optisch-mechanische Defekte, die korrigiert werden müssen. Das geschieht meist durch Brillen oder Kontaktlinsen. Damit normalisiert man zwar Optik und Mechanik des Sehvorgangs, beeinflußt aber nicht die psychischen Komponenten.

Optisch.mechanische Defekte

Eine ganzheitliche Therapie. die solche Sehhilfen zum Teil überflüssig macht, wird von den meisten Augenärzten überhaupt nicht versucht, weil sie die ganzheitlichen Zusammenhänge ignorieren. Ihre Therapie durch Brillen oder Kontaktlinsen erscheint oft ungefähr so sinnvoll wie eine Krücke, die man dem Rheumakranken statt einer ursächlichen Behandlung seiner Erkrankung verordnet. Gegen diese Einseitigkeit wendet sich das ganzheitliche Sehtraining nach Bates.

Die meisten Augenärzte versuchen keine ganzheitliche Therapie

Entwicklung des Trainings durch Bates

William Bates

Während seines Medizinstudiums lernte der amerikanische Augenarzt *William Bates* (1881–1931) auch nur die offiziellen Lehrmeinungen zu Ursachen und

Therapie von Sehstörungen kennen. Nach seiner Zulassung als Arzt arbeitete er an Kliniken und in seiner eigenen Praxis zunächst auch streng schulmedizinisch. Und als er später zum Dozenten für Augenheilkunde berufen wurde, gab er das Schulwissen natürlich an seine Studenten weiter.

Mit zunehmender Erfahrung und Enttäuschung über die Ergebnisse der Therapie kamen ihm jedoch allmählich Zweifel an dieser einseitigen Auffassung. Die folgenden beiden Grundfragen drängten sich dem jungen Augenarzt auf:

Grundfragen

- In welche seelisch-geistigen Regionen führt das Sehen, in welcher Wechselbeziehung steht das Seelenleben mit dem optisch-mechanischen Sehvorgang, und welche praktischen Konsequenzen sind daraus zu ziehen?
- Warum soll die Natur ausgerechnet beim Sehvermögen, das von so grundlegender Bedeutung für Überleben und Entwicklung des Menschen ist, keine Selbstheilungsregulationen vorgesehen haben, wo doch der gesamte übrige Organismus über die Fähigkeit zur Selbstheilung verfügt?

Diese Fragen hatte sich vorher noch niemand gestellt, deshalb erhielt Dr. Bates von der Schulmedizin darauf auch keine Antworten. Er mußte umfangreiche wissenschaftliche Untersuchungen durchführen. Über ihre Ergebnisse berichtete er erst nach vielen Jahren, als er sich seiner Sache ganz sicher war.

Keine Antworten von der Schulmedizin

Die amerikanische Ärztegesellschaft, der er zunächst seine Erkenntnisse mitteilte, fand dafür aber keine Anerkennung. Sie paßten nicht in die offizielle Lehrmeinung und wurden deshalb noch nicht einmal ernsthaft diskutiert. Allein schon die „ketzerische“ Frage nach seelisch-geistigen Aspekten des Sehens stempelte Bates zum Außenseiter ab, der ignoriert und angefeindet wurde.

Ganz anders als die in Vorurteilen befangene Fachwelt nahm die breite Öffentlichkeit das Buch „Besser sehen ohne Brille“ auf, in dem Bates 1919 erstmals sein Sehtraining vorstellte. Dadurch half er vielen Menschen, wieder ohne Sehhilfe auszukommen.

„Besser sehen ohne Brille“

Harry Benjamin

Um 1929 berichtete der Engländer *Harry Benjamin* erstmals in Europa über das Bates-Sehtraining. Später folgten dann zahlreiche Publikationen in anderen Sprachen, mit denen die Augenübungen weltweit bekannt wurden.

In den 30er und 40er Jahren erlebte das Sehtraining vor allem in den USA eine Blütezeit. Das war vor allem *Margarete Corbett* zu verdanken. Ihr Mann war von Bates erfolgreich behandelt worden, obwohl seine fortschreitende Sehschwäche aus offizieller Sicht als unheilbar galt. Nach dieser Erfahrung erlernte Corbett selbst das Sehtraining und gründete eine erste Schule in Los Angeles. Hier lehrte sie nach Bates' Tod seine Methode.

Margarete Corbett

Als Margarete Corbett 1961 starb, bedeutete das einen schweren Rückschlag für die Bates-Methode, denn sie war der Motor für ihre Verbreitung. Die Vereinigung der Bates-Lehrer löste sich bald danach auf, das Training geriet vorübergehend fast in Vergessenheit.

Immer mehr Menschen möchten nach der Bates-Methode behandelt werden

Inzwischen wurde die Bates-Technik aber neu „entdeckt". Auch bei uns kennen immer mehr Menschen das Training und erwarten von ihren Ärzten, danach behandelt zu werden. Dieser Druck der Patienten, aber auch die nicht länger zu ignorierenden Erfolge mit der Methode veranlassen die Augenärzte zunehmend, das Training zu erlernen und in der Praxis einzusetzen. So findet dieser Pionier der Augenheilkunde Jahrzehnte nach seinem Tod allmählich doch noch die Anerkennung, die ihm für sein Lebenswerk gebührt.

Grundlagen des Sehtrainings

Augen sind auf das Sehen entfernterer Objekte eingestellt

Das Sehtraining geht davon aus, daß die Augen normalerweise auf das Sehen entfernterer Objekte eingestellt sind, die scharf wahrgenommen werden. Zum Nahsehen muß diese Einstellung durch die bei den Funktionen der Augen erklärte Akkommodation verändert werden. Dieser Vorgang wurde erstmals von dem bekannten deutschen Wissenschaftler *Hermann von Helmholtz* (1821–1894) durch die Formveränderungen der Linse erklärt. Da seine Theorie der optisch-mechanischen Auffassung der Schulmedizin entsprach, wurde sie zur offiziellen Lehrmeinung.

Hermann von Helmholtz

Allerdings gibt es verschiedene praktische Erfahrungen, die sich mit dieser Ansicht nicht vereinbaren lassen, insbesondere die folgenden:

Gegenansichten

- Entfernt man beim grauen Star die getrübte Augenlinse, behält das Auge doch einen Teil seiner Fähigkeit zur Akkommodation; das wäre nicht möglich, wenn dafür allein die Linse zuständig wäre.
- Brechungsfehler der Augen können sich spontan verändern, das Nahsehen zum Beispiel stellt sich manchmal selbst nach jahre- bis jahrzehntelangen Sehstörungen wieder ein; auch diese Erfahrung steht nicht in Einklang mit der Theorie von Helmholtz.
- Die Alterssichtigkeit, häufigste Ursache für die Verordnung einer Brille ab der Lebensmitte, muß nicht unbedingt das gesamte Nahsehen betreffen, nicht selten ist man für manche Objekte alterssichtig, während andere problemlos wahrgenommen werden; das läßt sich auch nicht durch die offizielle Lehrmeinung erklären.

Augenärzte suchen nicht nach Erklärungen

Natürlich sind solche Ungereimtheiten den Augenärzten bekannt. Aber sie suchen nicht nach Erklärungen dafür, sondern nehmen das als gegeben hin. Erst Bates kümmerte sich um diese Widersprüche, indem er verschiedene wissenschaftliche Untersuchungen durchführte. Damit wies er schließlich nach, daß die Akkommodation der Augen in erster Linie eine Funktion der Augenmuskulatur ist, während die Formveränderungen der Linse dabei eine untergeordnete Rolle spielen. Dieses Ergebnis wurde von der offiziellen Medizin bis heute noch nicht einmal ernsthaft diskutiert und konnte sich nicht gegen die traditionelle Lehrmeinung durchsetzen.

Akkommodation ist eine Funktion der Augenmuskulatur

Mit Hilfe seiner Erkenntnisse konnte Bates nun auch die Wechselbeziehungen zwischen Sehvermögen und seelisch-geistigen Vorgängen erklären. Das normale

Augenmuskeln sind ständig bereit, vom Fern- auf Nahsehen und umgekehrt umzustellen

Sehen erfordert, daß die Augenmuskeln ständig bereit sind, sich vom Fern- auf Nahsehen und umgekehrt umzustellen. Das gelingt nur dann, wenn die Muskulatur nicht ständig angespannt ist. Verspannte Augenmuskeln können nicht korrekt umschalten, sondern halten die Einstellung der Augen auf eine bestimmte Entfernung aufrecht. Beim Wechsel zwischen Objekten in unterschiedlicher Entfernung entstehen dann zwangsläufig unscharfe Bilder.

Verspannungen der Augenmuskeln

Verursacht werden solche chronischen Verspannungen der Augenmuskeln (wie die anderer Muskelgruppen auch) durch verschiedene seelisch-geistige Faktoren, vor allem dauernden Streß.

Brücke zwischen Augen und Seelenleben

Mit dieser Erklärung hatte Bates überzeugend die Brücke zwischen Augen und Seelenleben dargestellt. In jahrelanger weiterer Arbeit entwickelte er auf dieser Grundlage ein Sehtraining. Dabei verfiel er nicht (wie viele andere medizinische Außenseiter) dem Fehler, nun alle Sehstörungen und Augenkrankheiten allein aus seiner Theorie erklären und nur durch sein Training behandeln zu wollen, sondern berucksichtigte auch die möglichen anderen Ursachen.

Vielen Patienten, deren Sehschwäche die offizielle Medizin nur durch eine Sehhilfe korrigieren konnte, half Bates durch seine neue Methode. Besonders gut sprach meist die Alterssichtigkeit darauf an. Aber auch bei ernsten Augenleiden (wie grauer, grüner Star, Ablösung der Netzhaut) konnte die Bates-Methode zum Teil noch helfen. Selbst einige Fälle von Blindheit wurden dadurch gebessert oder sogar geheilt.

Besondere Erfolge bei Alterssichtikeit

Alle diese Ergebnisse sind exakt dokumentiert und werden durch jahrzehntelange praktische Erfahrungen anderer Augenärzte bestätigt. Trotzdem bleibt das Bates-Sehtraining nach dem Urteil der offiziellen Medizin (vorläufig) noch ein wissenschaftlich nicht begründetes Außenseiterverfahren.

Technik des Trainings

Die verschiedenen Übungen des Sehtrainings können im Rahmen dieses Buchs nicht alle ausführlich beschrieben werden. Dazu gibt es genügend einschlägige Literatur, in der die Originalmethode nach Bates und Varianten anderer Therapeuten dargestellt werden. Einige einfache Übungen zur Selbsthilfe lernen Sie später noch kennen.

Ziel: optimale Funktionsfähigkeit der Augen erreichen

Im Grunde geht es bei allen Techniken immer darum, die optimale Funktionsfähigkeit der Augen zu erreichen und bei Augenkrankheiten die Selbstheilungsregulationen zu aktivieren. Das erfolgt hauptsächlich auf folgende Weise:

- Übungen, mit denen die für das Sehvermögen wichtigen Augenmuskeln entspannt und trainiert werden, damit die Akkommodation problemlos gelingt.
- Übungen zur besseren Durchblutung der Augen und ständigen Befeuchtung der Hornhaut.

Damit schafft man auf einfache Weise die Voraussetzungen für das gute Sehvermögen bis ins hohe Alter und die Vorbeugung von Augenleiden.

Von Patienten selbständig durchzuführen

Vermutlich ahnte Dr. Bates nach den ersten Reaktionen der amerikanischen Ärztegesellschaft bereits, daß die meisten seiner Kollegen das Sehtraining nicht anwenden würden. Deshalb konzipierte er es von vornherein so, daß die Übungen von den Patienten selbständig durchgeführt werden können. Die langjährige praktische Erfahrung belegt, daß die Selbsthilfe in der Regel problemlos angewendet werden kann und teilweise zu erstaunlich guten Ergebnissen führt.

Wenn Sie selbständig trainieren wollen, wenden Sie zunächst die später beschriebenen einfachen Übungen an. Genügt das nicht, sollten Sie sich durch einschlägige Literatur ausführlich über weitere Trainingsmöglichkeiten informieren.

Keinesfalls dürfen Sie aber versuchen, bestehende Sehstörungen und Augenkrankheiten ohne fachärztliche Untersuchung und Kontrolle des Krankheitsverlaufs selbst zu behandeln. Eine genaue Diagnose, die

Zusammenarbeit mit dem Augenarzt

nur der Augenarzt stellen kann, ist immer unverzichtbar. Vom Befund hängt es ab, ob das Sehtraining allein Aussichten auf Erfolg bietet oder ergänzend neben anderen Heilverfahren durchgeführt werden soll. Allerdings können viele schulmedizinisch orientierte Augenärzte überhaupt nicht beurteilen, ob das Sehtraining angezeigt ist. Es fehlt ihnen dazu an Kenntnissen, und/oder sie hegen zu viele Vorurteile gegen die Methode.
Wenn Sie keinen Augenarzt finden, der sich mit dem Training auskennt, befolgen Sie vorsorglich zunächst die schulmedizinische Verordnung, um kein Risiko einzugehen. Gleichzeltig führen Sie zur ergänzenden Therapie selbständig die Übungen des Sehtrainings durch.
Wenn spätere Untersuchungen dann ergeben, daß keine Gefahr mehr besteht, können Sie den Augenarzt fragen, ob die Behandlung allein durch das Sehtraining fortgesetzt werden darf. Ein vernünftiger Arzt kann das nicht ohne nachvollziehbare medizinische Begründung ablehnen, selbst wenn er vom Sehtraining wenig hält.
Auch verordnete Brillen und Kontaktlinsen können zunächst verwendet werden, denn das Sehtraining hilft natürlich nicht von heute auf morgen. Wenn die Sehschwäche durch das regelmäßige Training gebessert werden kann, wird sich die Sehkraft allmählich so verbessern, daß der Augenarzt die Sehhilfen schließlich wieder absetzen kann. Zögern Sie dann nicht, ihm mitzuteilen, daß diese unerwartete Besserung durch das Sehtraining erreicht wurde. Der eine oder andere Schulmediziner wird sich dadurch vielleicht überzeugen lassen.
Nicht erforderlich ist fachärztliche Beratung, wenn das Sehtraining bei intaktem Sehvermögen lediglich zur vorbeugenden Sehhilfe genutzt werden soll. Risiken sind dann vom selbständigen Training nicht zu befürchten. Sie können es lebenslang beibehalten, das wird oft eine Sehhilfe überflüssig machen.

Übungen zur Selbsthilfe

Einfache Übungen

Als Anregung zum selbständigen Sehtraining stellen wir nun einige einfache Übungen vor, die leicht nachvollziehbar sind. Meist genügen sie, um gesunde Augen regelmäßig zu trainieren, aber bei Augenleiden können weitere, speziellere Übungen notwendig werden.

Palmieren

Wichtige Übung des Sehtrainings

ist eine sehr einfache, aber wichtige Übung des Sehtrainings. Dadurch erzielt man nach einiger Erfahrung eine gute Entspannung der Augenmuskeln, die sich auch in die übrige Muskulatur fortsetzt.
Die Übung wird 2- bis 3mal täglich je 10 Minuten lang durchgeführt.
In bequemer Körperhaltung schließt man dazu die Augen und legt die Handflächen so darüber, daß sie die Lider nicht berühren.
Lassen Sie während der Übung Ihre Gedanken zwanglos einfach kommen und gehen, das fördert die Entspannung. Auch angenehme Hintergrundmusik trägt mit dazu bei, sich gut zu entspannen. Danach funktionieren die Augenmuskeln wieder spürbar besser.

Zwinkern

Wirkungsvoll

mit den Lidern ist ebenfalls einfach, aber wirkungsvoll. Gewöhnen Sie sich zunächst bewußt an, alle 5–10 Sekunden einmal zu zwinkern, um die Hornhaut immer gut mit Tränenflüssigkeit zu benetzen. Nach einigem Training wird das zur Gewohnheit und erfolgt automatisch.

Benetzen der Augen

mit Wasser trägt zwar kaum zur Anfeuchtung der Hornhaut bei, regt durch den Reiz des Wassers aber

Regt die Durchblutung der Augen an

die Durchblutung der Augen an und entspannt die Augenmuskeln. Die Übung wird täglich morgens und abends mit geschlossenen Augen durchgeführt.
Am Morgen benetzt man die Augen zuerst 20mal mit warmem, dann 20mal mit kaltem Wasser. Bei der Übung am Abend verfährt man umgekehrt, also zuerst kalt und dann warm.

Schweifen des Blicks

Entspannt die Augenmuskeln

entspannt die Augenmuskeln gut und trainiert die Akkommodation. Dabei ahmt man das unwillkürliche Umherschweifen des Blicks bewußt nach. Gewöhnen Sie sich konsequent an, nie längere Zeit etwas mit starrem Blick zu fixieren, sondern blicken Sie zwischendurch immer wieder kurz auf, um die Augen ohne Anstrengung nach allen Richtungen zu bewegen.
Anfangs müssen Sie das Umherschweifen des Blicks bewußt durchführen, zum Beispiel bei der Arbeit oder beim Lesen immer wieder kurz aufblicken. Nach einigem Training wird das zur Gewohnheit und erfolgt automatisch.

Nah-Fern-Wechsel

der Augeneinstellung entspannt ebenfalls die Augenmuskulatur und verhindert, daß durch Verspannungen die Einstellung auf eine bestimmte Entfernung „eingefroren" wird. Außerdem wird dadurch die rasche Anpassung an unterschiedliche Entfernungen verbessert.

Mindestens 3mal täglich

Die Übung wird täglich mindestens 3mal durchgeführt. Dazu nehmen Sie in jede Hand einen Bleistift oder ähnlichen Gegenstand. Die eine Hand hält ihn ungefähr 15 cm von den Augen entfernt, die andere so weit weg, wie es mit ausgestrecktem Arm möglich ist.
Zuerst fixiert man mit beiden Augen einige Sekunden lang den nahen Gegenstand, zwinkert dann kurz und blickt einige Sekunden lang auf das entferntere Ob-

jekt; das wird insgesamt 10mal hintereinander wiederholt.

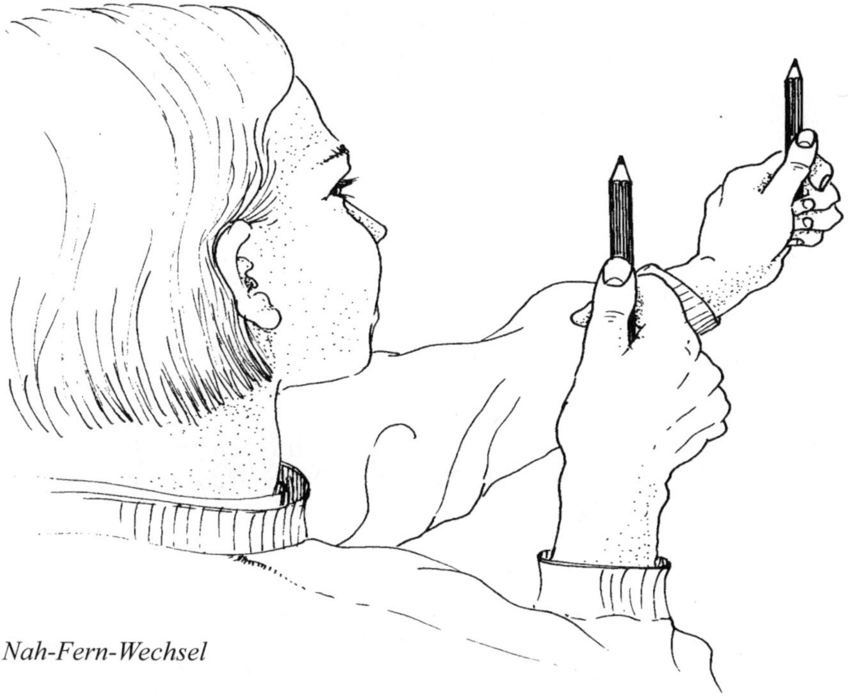

Nah-Fern-Wechsel

Diese 5 Grundübungen bieten lediglich einen Einblick in die Möglichkeiten des Sehtrainings. Besonders wichtig ist, daß Sie die Übungen regelmäßig durchführen, um das Sehvermögen lebenslang zu trainieren und Krankheiten der Augen so gut wie möglich vorzubeugen. Das schützt nicht sicher ein Leben lang vor Sehstörungen, aber die Chancen auf gutes Sehen bis ins hohe Alter werden deutlich verbessert.

Regelmäßiges Üben ist wichtig

Chancem auf gutes Sehen bis ins hohe Alter

Nicht vergessen darf man dabei, daß regelmäßiges Sehtraining nicht allein auf die Augen wirkt. Wegen der Wechselbeziehungen zwischen Augen und Seelenleben kommt es allmählich auch zur seelisch-geistigen Harmonisierung, die durchaus der Wirkung des autogenen Trainings vergleichbar ist. So betrachtet dient die Bates-Methode auch der allgemeinen Gesundheitsvorsorge.

Seelisch-geistige Harmonisierung

Untersuchung der Augen

Bleibt dem Facharzt vorbehalten

Die Augendiagnostik bleibt immer dem Facharzt vorbehalten. Der medizinische Lale könnte zwar, wenn er in den Spiegel blickt, Rötungen der Augen als Symptom wahrnehmen, aber das allein sagt noch nichts über die Ursachen aus. Auch Prüfungen der Sehschärfe durch Buchstabentafeln, die man zuweilen in Büchern und Zeitschriften findet, können dem medizinischen Laien nur bestätigen, daß er vielleicht schlechter sieht; das bemerkt er aber auch ohne solche Tafeln schon beim Lesen.

Deshalb erübrigt es sich, hier die einen oder anderen Selbsttests für die Augen anzugeben. Wenn Sie an unklaren Beschwerden der Augen leiden, die nicht innerhalb kurzer Zeit vollständig ausheilen oder häufiger wiederkehren, wenn Sie vielleicht auch bemerken, daß sich Ihr Sehvermögen schleichend verschlechtert, ist das unbedingt Anlaß zur baldigen fachlichen Augenuntersuchung.

Viele Menschen empfinden die Augendiagnostik als unangenehm. Um die verbreitete Angst davor abzubauen, werden jetzt einige Untersuchungsmethoden beschrieben, die bei Sehstörungen zur Routine gehören.

Bestimmung der Sehschärfe

Auflösungsvermögen der Augen

Als *Sehschärfe* bezeichnet man das Auflösungsvermögen der Augen, also die Fähigkeit der Netzhaut, 2 Punkte gerade noch getrennt wahrzunehmen. Die Messung dieser Fähigkelt erfolgt einfach durch Tafeln mit Optotypen (Sehzeichen); meist handelt es sich dabei um Blockbuchstaben, aber auch Ziffern, Ringe und andere Sehzeichen werden gebraucht.

Tafeln mit Sehzeichen

Die Tafeln sind in der Regel so gegliedert, daß die unterste Reihe bei normaler Sehstärke gelesen werden kann. Die Optotypen-Reihen werden nach oben zu immer größer, damit der Augenarzt bei Sehschwäche beurteilen kann, wie stark die Sehstärke von der Norm abweicht. Wer zum Beispiel erst die 4. oder 5. Reihe von unten lesen kann, leidet bereits an deutlicher Sehschwäche.

Im allgemeinen werden die Tafeln aus 5 m Entfernung gelesen, das ist entsprechend genormt. Es gibt aber auch Tafeln, bei denen ein geringerer Äbstand eingehalten werden muß. Wichtig ist, daß die Tafel an einer gut ausgeleuchteten Stelle hängt, sonst wird das Ergebnis verfälscht.

Prüfung der Sehschärfe bei Kindern

Zur Prüfung der Sehschärfe bei Kindern und Erwachsenen, die Ziffern und Buchstaben nicht lesen können, gibt es Tafeln mit verschiedenen Symbolen, zum Beispiel immer kleiner werdenden Händen.

Sehweite messen

Im Rahmen einer Augenuntersuchung kann auch die *Sehweite* gemessen werden. Dazu verwendet man heute oft ein Farben-Optometer mit einer Lichtquelle, die nur blaue und rote Strahlen durchläßt. Dieses Gerät nutzt die Tatsache, daß die Augen blaues Licht stärker als rotes brechen. Bei Weitsichtigkeit nimmt der Patient deshalb blau mit rotem Rand wahr, bei Kurzsichtigkeit umgekehrt rot mit blauem Rand, während das normalsichtige Auge nur violett sieht.

Untersuchung der Brechkraft

Da verminderte Sehschärfe am häufigsten durch Brechungsfehler der Augen entsteht, untersucht man meist zusätzlich die *Brechkraft*. Dazu verwendet man ein Gerät, mit dem Linsen verschiedener Stärke vor das Auge gesetzt werden. Auf diese Weise kann der Augenarzt ermitteln, ob eine Anomalie der Brechkraft vorliegt.

Untersuchung des Gesichtsfelds

Teil der Umgebung, den man mit unbewegtem Auge wahrnimmt

Als Gesichts-(Blick-)feld bezeichnet man den Teil der Umgebung, den wir mit unbewegtem Auge wahrnehmen können. Sein Umfang ist verschieden, unter anderem hängt er von Helligkeit, Größe und Farbe eines betrachteten Objekts ab. Eine Einengung des Blickfelds kommt bei verschiedenen Krankheiten vor, z. B. Störungen des Sehnerven oder grüner Star. Die Bestimmung des Gesichtsfelds gehört deshalb zu den häufig durchgeführten Routineuntersuchungen der Augen.

Perimeter

Im allgemeinen verwendet man dazu einen als *Perimeter* bezeichneten Apparat. Er besteht aus einer Halbkugel, auf die Lichtflecke unterschiedlicher Größe, Intensität und Farbe projiziert werden. Diese Halbkugel ist mit einem Aufzeichnungssystem verbunden, damit man das Gesichtsfeld und seine möglichen Veränderungen genau darstellen kann.

Untersuchung

Zur Untersuchung sitzt der Patient vor dem Perimeter, sein Kopf wird unbeweglich aufgestützt, und das gerade untersuchte Auge muß während der gesamten Prüfung fest einen Punkt fixieren. Nur so kann ein zuverlässiges Ergebnis erzielt werden.
Der Lichtfleck bewegt sich in verschiedene Richtungen über die Projektionsfläche. Der Patient gibt jeweils an, wann der Fleck in seinem Blickfeld auftaucht und wieder verschwindet. Dadurch lassen sich die Grenzen des Gesichtsfelds präzise ermitteln.

Diagnostik des Augenhintergrunds

Der Hintergrund der Augen wird von der inneren Oberfläche des Augapfels gebildet. Hauptsächlich besteht er also aus der Netzhaut und ihren Blutgefäßen sowie dem Anfang des Sehnerven. Zur Untersuchung benötigt man einen kleinen, konkaven (nach innen gewölbten) Augenspiegel, der als *Ophthalmoskop* bezeichnet wird. Im Zentrum dieses Spiegels befindet sich eine Öffnung, durch die in das Auge hineingeleuchtet werden kann.

Ophthalmoskop

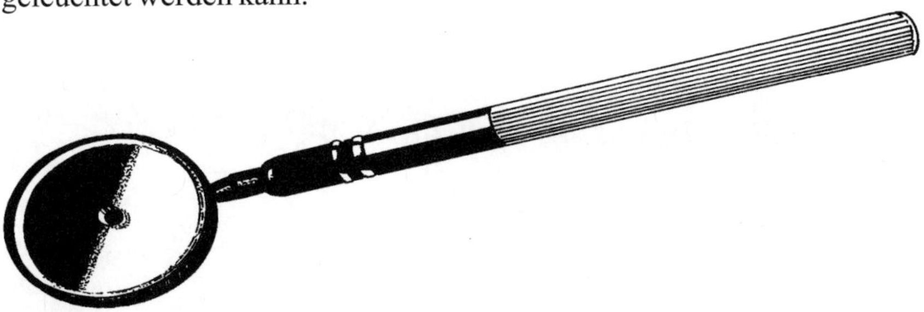

Ophthalmoskop

15fache Vergrößerung des Augenhintergrunds

Bei der Untersuchung wird der Hintergrund des Auges etwa 15fach vergrößert. Dabei kann man auch kleinere krankhafte Veränderungen in der Regel deutlich erkennen.

Diagnostik

Diagnostisch bedeutsam ist die Untersuchung des Augenhintergrunds vor allem, um krankhafte Veränderungen an der Netzhaut und am Beginn des Sehnerven wahrzunehmen sowie die Blutgefäße zu beurteilen (unter anderem zur Diagnose von Arteriosklerose).

Irisdiagnose ist ein Außenseiterverfahren

Die Hintergrunduntersuchung des Auges darf nicht mit der *Irisdiagnose* verwechselt werden. Dabei handelt es sich um ein Außenseiterverfahren der Naturmedizin, das von der (umstrittenen) Vorstellung ausgeht, daß Krankheiten Zeichen an der Regenbogenhaut hinterlassen. Durch Inspektion der Iris mit dem

speziellen Irismikroskop sollen sich Anzeichen für Krankheitsanlagen, die später zu Erkrankungen führen können, sowie bestehende und frühere Krankheiten nachweisen lassen. Die Iris wird dazu in bestimmte Zonen eingeteilt, die jeweils einem inneren Organ oder Körperteil zugeordnet werden.
Obwohl das Verfahren wissenschaftlich noch nicht erklärt werden kann, gelingen dadurch immer wieder treffsichere Diagnosen. Das hängt allerdings auch in starkem Maße von der Qualifikation und Erfahrung des Therapeuten ab. Die Irisdiagnostlk kann in erster Linie als Orientierungs-Untersuchung verstanden werden, deren Befunde durch andere diagnostische Verfahren abgesichert werden sollen.

Prüfung des Farbsehens

Die Untersuchung des Farbsinns ermittelt, ob eine Störung des normalen Farbsehens besteht und welche Farben sie betrifft.

Pseudo-isochromatische Farbtafeln

Zur ersten groben Prüfung verwendet man meist *pseudo-isochromatische Farbtafeln*. Darauf befinden sich Zahlen, die durch kleine Punkte mit etwa gleichem Hauptfarbton, aber unterschiedlicher Helligkeit und Sättigung dargestellt werden. Der Hintergrund besteht aus unregelmäßig angeordneten Punkten verschiedener Farbe.

Untersuchung

Diese Untersuchung ist so standardisiert, daß sie bei ausreichend Tageslicht oder speziellem Kunstlicht durchgeführt werden muß. Wenn der Patient alle Zahlen einer Testreihe richtig erkennt, verfügt er über einen normalen Farbsinn. Unterlaufen ihm Fehler, ist sein Farbsehvermögen beeinträchtigt, dann muß genauer untersucht werden.

Anomaloskop

Dazu verwendet man meist ein *Anomaloskop*. Das ist ein einfacher Spektralfarben-Mischapparat, dessen rundes Gesichtsfeld durch eine Linie in 2 Hälften unterteilt wird. Im unteren Halbkreis erkennt der Patient bei der Untersuchung einen bestimmten, in der Helligkeit zu verändernden Gelbton, die obere Hälfte zeigt eine Mischung aus bestimmten Rot- und Grüntönen.

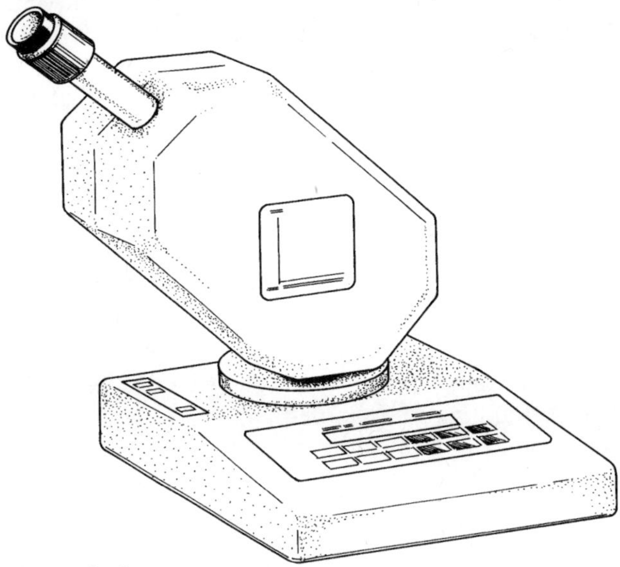

Anomaloskop

Mittels 2 Stellschrauben muß bei der Untersuchung in beiden Halbkreisen völlige Farbgleichheit hergestellt werden. Normalsichtige stellen ein bestimmtes Mischungsverhältnis ein. Aus Abweichungen von dieser „Normalgleichung" erkennt der Augenarzt, welcher Art die Farbsehstörung ist. Das kann dann im *Anomaliequotienten* angegeben werden.

Untersuchung

Der Schieltest

Die beiden Augenachsen sind normalerweise parallel eingestellt. Beim Schielen weichen sie von der Parallele ab. Das erkennt man häufig schon ohne besondere Untersuchung. Es gibt aber Formen des Schielens,

Die Augenachsen weichen von der Parallele ab

die man nicht immer auf Anhieb erkennt (darauf gehen wir später ausführlich ein).

Diagnose

Zur genauen Diagnose genügt oft der einfache Abdecktest. Er kann zur vorläufigen Kontrolle auch selbständig durchgeführt werden, erfordert bei positivem Befund aber die genaue Nachuntersuchung durch den Augenarzt.

Abdecktest

Der Test ist leicht durchzuführen, indem der Patient die Augen auf einen bestimmten Punkt einer Lichtquelle (Lampe) richtet, der fest fixiert werden muß. Dann wird ein Auge mit der Hand abgedeckt. Beim Schielen wird das andere Auge nun seine Stellung korrigieren, was man bei der Beobachtung von außen erkennt.

Deckt man dagegen das schielende Auge ab, verändert das andere in der Regel seine Stellung nicht.

Dem Augenarzt stehen noch weitere Untersuchungen zur Verfügung, um Schielen genau zu diagnostizieren. Darauf muß hier nicht mehr eingegangen werden.

Kontrolle des Augeninnendrucks

Diagnose des grünen Stars

Die Messung des Drucks, der im Augeninneren besteht, ist von Bedeutung zur Diagnose des grünen Stars.

Ab der Lebensmitte regelmäßig durchführen lassen

Etwa ab der Lebensmitte, wenn das Risiko einer solchen Erkrankung zunimmt, sollte die Untersuchung in regelmäßigen, vom Augenarzt zu bestimmenden Abständen vorsorglich durchgeführt werden. Der grüne Star verläuft ja häufig schleichend und kann nur durch diese Untersuchung zuverlässig frühzeitig erkannt werden. Wenn er erst einmal zu Beschwerden führt, die den Betroffenen zur Untersuchung veranlassen, sind in der Regel bereits nicht mehr rückgängig zu machende Schäden an den Augen entstanden.

Der erfahrene Praktiker kann den Augeninnendruck schon einigermaßen zuverlässig beurteilen, wenn er den Augapfel hinter dem geschlossenen Lid mit dem Finger betastet. Zur genauen Messung ist die Untersuchung mit dem Applanations- oder Impressions-Tonometer erforderlich. Dieses Verfahren beruht auf der Eindellbarkeit des Augaupfels durch Druck von außen. Je höher der Augeninnendruck liegt, desto mehr Druck muß mit dem Gerät ausgeübt werden, um den Augapfel einzudellen.

Eindellbarkeit des Augapfels durch Druck von außen

Die *Applanations-Tonometrie* bestimmt den Druck, der erforderlich ist, um ein flaches Meßkörperchen mit der Hornhaut in Kontakt zu bringen. Das *Impressions-Tonometer* besteht aus einem Stift, der mit einem bestimmten Gewicht belastet wird, um die Hornhaut einzudellen.

Applanations-Tonometrie

Impressions-Tonometer

Um den Lidschlußreflex bei Berührung der Hornhaut zu vermeiden, wird sie vor diesen Untersuchungen durch Einträufeln eines Medikaments mit örtlich betäubender Wirkung unempfindlich für Berührungen gemacht.

Die Druckwerte, die bei beiden Verfahren ermittelt werden, gibt man in mm Hg (= mm einer Quecksilbersäule) an. Sie sind auf einer Skala am Gerät ablesbar. Der Durchschnittswert bei Gesunden liegt bei 15–16 mm Hg, wobei ein Bereich von 10–21 mm Hg als normal gilt. Im Tagesverlauf treten natürliche Schwankungen auf.

10–21 mm Hg gelten als normal

Die häufigsten Augenkrankheiten –

Ursachen, Symptome und Therapie

Verschiedene Teile und Funktionen sind betroffen

Erkrankungen der Augen betreffen verschiedene Teile und Funktionen. Manche führen zu ausgeprägten Beschwerden, die den Betroffenen bald zur Untersuchung veranlassen. Viele verlaufen aber schleichend mit langsam zunehmenden Sehstörungen, an die sich die Patienten erfahrungsgemäß häufig gewöhnen. Selbst wenn die Sehstörungen bereits deutlicher bestehen, meinen viele immer noch, daß sie nur eine Brille benötigen, und kaufen sich vielleicht ohne fachliche Beratung eine solche Sehhilfe. Dadurch kann das Sehvermögen tatsächlich wieder verbessert werden. Das bedeutet aber keineswegs immer, daß keine ernstere Augenkrankheit vorliegt, die ohne Behandlung unaufhaltsam fortschreitet.

Kein unnötiges Risiko eingehen

Gehen Sie deshalb bei allen Beschwerden an den Augen, die länger als 2–3 Tage dauern, kein unnötiges Risiko ein. Ob es sich um eine einfache Sehstörung oder ernstere Krankheit handelt, kann nur der Facharzt durch Untersuchung beurteilen.

Keine unkritische Selbsthilfe

Die hier genannten therapeutischen Möglichkeiten der Naturmedizin dürfen nicht als Aufforderung zur unkritischen Selbsthilfe mißverstanden werden. Sie können bei vorübergehenden leichten Symptomen an den Augen zur selbständigen Behandlung ausreichen. In allen anderen Fällen muß der Therapeut entscheiden, welche Maßnahmen erforderlich sind.

Leider gibt es bei uns erst wenige Augenärzte, die

auch naturmedizinisch behandeln. Wenn Sie einen in Ihrer Nähe finden, sollten Sie ihn konsultieren. Manche Augenleiden kann auch ein Naturmediziner behandeln, der sich nicht auf Augenheilkunde spezialisiert hat. Oft wird es aber unvermeidlich sein, die naturmedizinische Therapie ergänzend zur Verordnung des Schulmediziners durchzuführen, bis keine Gefährdung für das Sehvermögen mehr besteht. Erst danach empfiehlt es sich, die biomedizinische Behandlung selbständig oder zusammen mit einem Naturmediziner bis zur ganzheitlichen Heilung fortzuführen und möglichst auch das Sehtraining nach Bates anzuwenden.

Naturmedizin als Ergänzung zur Schulmedizin

Brechungsfehler der Augen

Zu den häufigsten Störungen des Sehvermögens gehören die Brechungsfehler des Auges. Sie führen zu Kurz-, Weit-, Alterssichtigkeit und zum Astigmatismus. In solchen Fällen besteht die übliche Therapie in der Anpassung einer Brille oder Kontaktlinse, um den Brechungsfehler zu korrigieren. Neuerdings arbeitet man auch mit Laseroperationen, deren Nutzen aber auch in der Schulmedizin noch heftig umstritten ist.

Gehören zu den häufigsten Störungen des Sehvermögens

Übliche Therapie

Die Naturmedizin findet sich nicht einfach damit ab, daß die Fehlsichtigkeit nur korrigiert und nicht durch Selbstheilungsregulationen des Auges beseitigt werden kann. Zwar wird man bei erheblichen Sehstörungen zunächst nicht auf eine Sehhilfe verzichten, aber gleichzeitig versuchen, durch das Sehtraining nach Dr. Bates die Sehkraft wieder auf natürliche Weise herzustellen. Das gelingt nicht immer, besonders gute Ergebnisse wurden oft bei Alterssichtigkeit erzielt.

Ziel der Naturmedizin

Brechkraft des Auges

Das Auge hat 2 Linsensysteme

Das Auge verfügt, wie bei der Anatomie und den Funktionen schon beschrieben wurde, über 2 Linsensysteme, nämlich die konvexe Hornhaut und die bikonvexe eigentliche Augenlinse. Dazwischen befindet sich als Blende die Regenbogenhaut mit der Pupille.

Refraktion

Jede der beiden Linsen bricht die einfallenden Lichtstrahlen, verändert also die Richtung des Strahlengangs. Dieser Vorgang wird als *Refraktion* bezeichnet. Er sorgt dafür, daß auf der Netzhaut ein scharfes, lichtstarkes Bild im Brennpunkt entsteht. Dieses Abbild des betrachteten Objekts wird durch die Pupille umgekehrt und von der Augenlinse verkleinert.

Definition der Refraktionskraft

Die Refraktionskraft des Auges definiert man in der Medizin als Verhältnis des Gesamtbrechwerts aller optischen Teile des Auges zu seiner Achsenlänge.

Dioptrie

Maßeinheit der Brechkraft ist die *Dioptrie* (kurz dpt). Sie gibt an, wie stark eine Linse die Lichtstrahlen durch Brechung sammelt oder zerstreut. Dabei entspricht 1 dpt der Brechkraft eines Linsensystems mit einer Brennweite von 1 m.

Gesamtbrechkraft des Auges

Die Gesamtbrechkraft des menschlichen Auges beträgt knapp 59 Dioptrien; davon entfallen auf die Hornhaut etwa 43 dpt.

In der Nähe muß sich die Brechkraft durch Akkommodation verändern

Normalerweise ist das Auge so eingestellt, daß es in die Ferne blickt und der Fernpunkt im Unendlichen liegt. Soll nun aus dieser Einstellung ein Objekt in der Nähe betrachtet werden, muß sich die Brechkraft durch Akkommodation verändern. Bei einem Objekt in 1 m Entfernung erhöht sich die Lichtbrechung um 1 dpt, bei 1/2 m Entfernung um 2 dpt und bei 1/3 m Abstand um 3 dpt. Das erfolgt durch die Veränderung der Krümmung der vorderen Linsenfläche mit Hilfe des Ziliarmuskels, wie beim Sehen bereits beschrieben wurde.

Brillen und Kontaktlinsen

Brillen und Kontaktlinsen sorgen dafür, daß Brechungsfehler der Augen ausgeglichen werden. Zur genauen Anpassung muß zunächst bestimmt werden, wie stark die Brechkraft des Auges von der Norm abweicht. Danach wird die „Stärke" der Brille verordnet. Sie ergibt sich aus der Refraktionskraft der Brillengläser oder Kontaktlinsen und wird ebenfalls in Dioptrien angegeben.

Sammellinsen

Zerstreuungslinsen

Für *Sammellinsen* mit nach außen gewölbten Gläsern, die bei der Weitsichtigkeit angezeigt sind, gibt man die Brechkraft positiv an. Bei *Zerstreuungslinsen* mit nach innen gewölbten Gläsern gegen Kurzsichtigkeit erfolgt die Angabe der Brechkraft negativ. Eine Sammellinse mit 0,5 m Brennweite hat zum Beispiel eine Refraktionskraft von + 2 dpt, eine Zerstreuungslinse mit gleicher Brennweite wird mit – 2 dpt gekennzeichnet.

Die Kurzsichtigkeit

Bei dieser Form der Fehlsichtigkeit werden Objekte

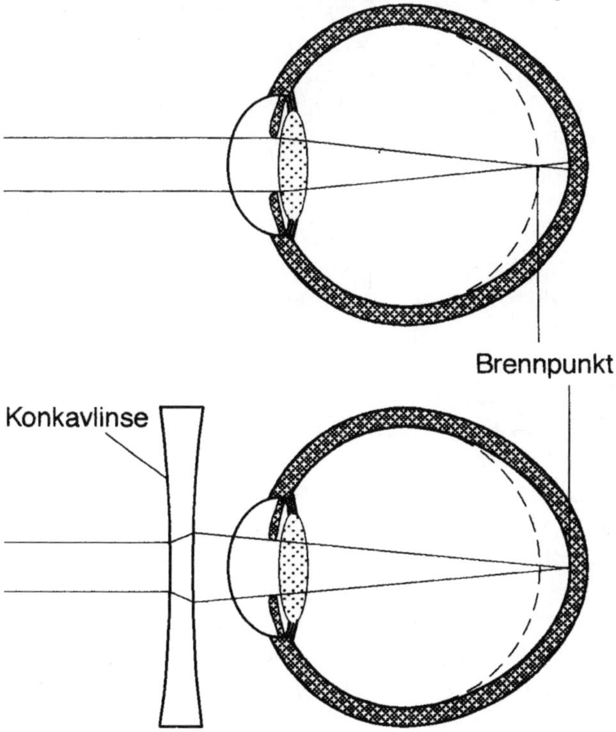

Kurzsichtigkeit und ihre übliche Korrektur

bis in etwa 5 m Entfernung klar wahrgenommen. Alle weiter entfernten Gegenstände dagegen sieht man nur noch unscharf. Das erklärt sich daraus, daß sich die parallel ins Auge einfallenden Lichtstrahlen nicht punktförmig scharf auf der Netzhaut abbilden, sondern vor der Netzhaut im Glaskörper. Der Brennpunkt ist also nach vorne verlagert. Wenn die Strahlen die Netzhaut erreichen, sind sie schon wieder zerstreut, also unscharf.

Erklärung

Die Entfernung von 5 m ergibt sich daraus, daß parallel ins Auge einfallende Strahlen immer von weiter entfernten Objekten stammen. Von den näheren Gegenständen gehen keine parallelen, sondern divergente (auseinander gehende) Strahlen aus, die noch korrekt auf der Netzhaut abgebildet werden können.

Von näheren Objekten gehen divergente Strahlen aus

Teilweise läßt sich die Kurzsichtigkeit beeinflussen, indem man beim Sehen in die Ferne die Lider zusammenkneift. Das wirkt wie die Blende einer Fotokamera und verkleinert die Zerstreuungskreise, die auf die Netzhaut einfallen. Deshalb wird dadurch ein klareres Abbild auf der Netzhaut möglich.

Ursachen

Die Kurzsichtigkeit kann durch Anomalien der Brechkraft entstehen, z. B. durch verstärkte Hornhaut- und Linsenkrümmung. Auch Arzneimittel können die Refraktion des Auges so verändern, daß es als Nebenwirkung zur Kurzsichtigkeit kommt, vor allem Schmerz- und Beruhigungsmittel. Schließlich beobachtet man die Brechungs-Kurzsichtigkeit häufiger im Verlauf der Zuckerkrankheit.

Achsenkurzsichtigkeit

Oft handelt es sich aber um eine *Achsenkurzsichtigkeit*, wobei der Augapfel zu lang ausgebildet ist. Dadurch vergrößert sich die Entfernung zwischen Hornhaut und Netzhaut so, daß sich die Lichtstrahlen vor der Netzhaut vereinigen. Diese Form ist meist anlagebedingt, beginnt bereits in früher Kindheit und schreitet nach der Pubertät nicht mehr fort. Sie bleibt meist mäßig, etwa bis – 6 dpt.

Bösartige Kurzsichtigkeit

Eine Sonderform, die *bösartige Kurzsichtigkeit,* schreitet unaufhaltsam das ganze Leben lang fort und erreicht bis – 30 dpt oder noch mehr. Sie erklärt sich wahrscheinlich aus einer abnormen Dehnbarkeit des

Augapfels. Im Verlauf dieser Form kann es zu schwerwiegenden Veränderungen der Ader- und Netzhaut am hinteren Pol des Augapfels kommen, vor allem Netzhautablösung und Blutung in den Glaskörper. Schlimmstenfalls enden solche Komplikationen mit völliger Erblindung.

Die Weitsichtigkeit

Bei dieser Form der Fehlsichtigkeit werden Objekte in weiterer Entfernung klar wahrgenommen, die in der Nähe dagegen unscharf. Das bemerkt man vor allem beim Lesen und Schreiben sehr deutlich. Grund für die Sehstörung ist eine Verlagerung des Brennpunkts der einfallenden Strahlen hinter die Netzhaut. Wenn sie darauf treffen, ergibt sich also noch kein scharfes, sondern ein verschwommenes Abbild.

Verlagerung des Brennpunkts hinter die Netzhaut

Verursacht wird die Weitsichtigkeit meist durch einen anlagebedingt zu kurzen Augapfel. Deshalb sammeln sich die Lichtstrahlen nicht auf der Netzhaut,

Ursache

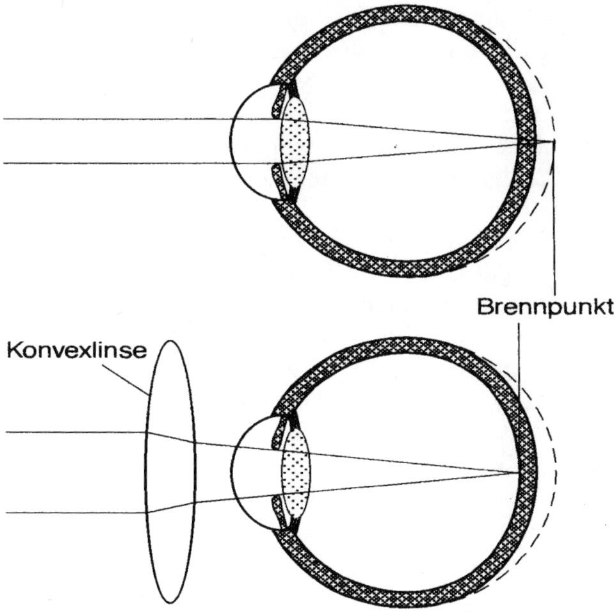

Weitsichtigkeit und ihre Korrektur

der Brennpunkt wird hinter sie gelegt, wo er sich bei normaler Achsenlänge des Augapfels befinden müßte. Seltener entsteht die Weitsichtigkeit durch einen Brechungsfehler des Auges, vor allem bei zu flacher Hornhaut oder nachlassender Elastizität der Linse (s. a. Alterssichtigkeit).

Das Auge ist in der Lage, die Weitsichtigkeit bis zu einem gewissen Grad auszugleichen, indem es die Brechkraft der Linse durch Akkommodation anpaßt.

Latente Weitsichtigkeit

Der dadurch ausgeglichene Anteil der Fehlsichtigkeit wird als *latente* (verborgene) *Weitsichtigkeit* bezeichnet. Er läßt sich erst nachweisen, wenn man bei der Untersuchung die Akkommodation vorübergehend durch Einträufeln eines Arzneimittels (Atropin) lähmt.

Manifeste Weitsichtigkeit

Den trotz Akkommodation weiter bestehenden Anteil der Fehlsichtigkeit nennt man *manifeste* (erkennbare) *Weitsichtigkeit*.

Ausgleich durch Akkommodation

Der Ausgleich der Weitsichtigkeit durch Akkommodation bedeutet für die Augen eine erhebliche Anstrengung. Zum Sehen in die Ferne müssen sie ja ohnehin schon ständig akkommodieren. Deshalb führt die zusätzliche Akkommodation bei Weitsichtigkeit zu einem schmerzhaften Krampf der Augenmuskeln, oft auch zu Kopfschmerzen. Das gehört bei der leichteren latenten Weitsichtigkeit, die man noch nicht bemerkt, zu den typischen Warnzeichen, die eine baldige Untersuchung erforderlich machen.

Kopfschmerzen als Warnzeichen

Die ständige Überforderung durch Akkommodation kann allmählich auch den Ziliarmuskel und die Zonulafasern schädigen.

Etwa ab der Lebensmitte läßt die Akkommodationsfähigkeit der Augen durch natürliche Alterung nach. Dann gelingt es immer weniger, die Weitsichtigkeit dadurch auszugleichen, der manifeste Anteil wird also immer ausgeprägter. Tatsächlich täuscht die nachlassende Akkommodation die Zunahme eines Brechungsfehlers aber nur vor.

Die Alterssichtigkeit

Abnahme der Elastizität der Augenlinse ab 45. Lebensjahr

Ab dem 40.–45. Lebensjahr nimmt die Elastizität der Augenlinse allmählich ab. Gleichzeitig läßt auch die Spannkraft des Ziliarmuskels, der die Linse mehr oder weniger wölbt, langsam nach, so daß die Akkommodationsfähigkeit verringert wird.

Verminderung der Brechkraft der Augen

Als Folge vermindert sich die Brechkraft der Augen. Der Punkt, an dem man nahe Objekte noch klar erkennt, rückt immer weiter vom Auge weg. In fortgeschrittenen Fällen müssen die Betroffenen zum Beispiel beim Lesen das Buch oder die Zeitung oft mit ausgestrecktem Arm vor die Augen halten, um die Buchstaben erkennen zu können. Alle näheren Objekte werden nur verschwommen wahrgenommen. Es handelt sich bei der Alterssichtigkeit also um eine leichtere Form der Weitsichtigkeit.

Leichtere Form der Weitsichtigkeit

Übliche Korrektur

Üblicherweise korrigiert man die Alterssichtigkeit durch eine Brille (Lesebrille) mit Konvexgläsern, um die Brechkraft der Augenlinse für nahe Objekte zu verbessern. Eine solche Brille oder entsprechende Kontaktlinse ist aber nicht immer erforderlich. Es gibt ja auch alte Menschen, die noch ohne Brille problemlos lesen können.

Außerdem muß die Alterssichtigkeit nicht unbedingt das gesamte Nahsehen betreffen, nicht selten werden manche nahe Objekte noch gut erkannt, andere aber nicht (darauf wiesen wir bei den Grundlagen des Sehtrainings bereits hin).

Versuch mit dem Sehtraining

Anstatt die Augen bei den ersten Anzeichen der Alterssichtigkeit gleich an eine Sehhilfe zu gewöhnen, die im Lauf der Zeit immer stärker werden muß, empfiehlt sich oft zunächst ein Versuch mit dem Sehtraining nach Bates (s. Übungen Seite 37 ff.).

Wenn es regelmäßig korrekt durchgeführt wird, kann sich vor allem die Spannkraft des Ziliarmuskels, aber auch die Elastizität der Linse allmählich so verbessern, daß keine Sehhilfe erforderlich wird. Zumindest gelingt es dadurch oft, den Zeitpunkt zu verzögern, zu dem eine Brille unbedingt notwendig wird. Gerade bei Alterssichtigkeit wirkt das Sehtraining oft besonders gut, man muß es eben versuchen.

Rechtzeitig mit dem Sehtraining beginnen

Noch günstiger ist es natürlich, rechtzeitig vor den ersten Anzeichen der Alterssichtigkeit vorbeugend mit dem Sehtraining zu beginnen. Dann kann die altersbedingte Weitsichtigkeit um Jahre bis Jahrzehnte verzögert, vielleicht sogar ganz vermieden werden. Das hängt allerdings nicht allein vom Sehtraining ab, sondern erfordert eine insgesamt gesundheitsbewußte Ernährungs- und Lebensweise, damit die Linsen ausreichend mit Sauerstoff und Nährstoffen versorgt werden.

Der Astigmatismus

Stabsichtigkeit

Auf der Netzhaut entsteht kein Brennpunkt

Diese Form der Fehlsichtigkeit, auch *Stabsichtigkeit* genannt, führt dazu, daß auf der Netzhaut kein Brennpunkt entsteht. Die parallel einfallenden Lichtstrahlen können sich deshalb nicht zu einem punktförmigen Abbild auf der Netzhaut vereinigen, sondern werden abnorm zerstreut. Scharfes Sehen ist weder in die Nähe noch in die Ferne möglich.

Ursache

Hervorgerufen wird der Astigmatismus durch eine abnorme Wölbung der Hornhaut. Sie deformiert den normalen Strahlengang der parallel einfallenden Lichtstrahlen. Unterschieden werden die folgenden beiden Formen der Stabsichtigkeit:

Regulärer Astigmatismus

- *Regulärer Astigmatismus*, die häufigste Form, bei der die einzelnen Zonen (Meridiane) der Hornhautoberfläche untereinander verschieden gekrümmt sind, aber innerhalb der einzelnen Meridiane eine gleichmäßige Krümmung besteht. Diese Form ist vorwiegend angeboren und wird häufig vererbt.

Irregulärer Astigmatismus

- *Irregulärer Astigmatismus*, bei dem nicht nur die Wölbung der einzelnen Meridiane der Hornhautoberfläche untereinander verschieden ist, sondern auch in jedem einzelnen Meridian noch eine ungleichmäßige Krümmung besteht. Dazu kommt es vor allem durch angeborene Hornhautkegel, Geschwüre und Narben der Hornhaut und beim beginnenden grauen Star der Augenlinse.

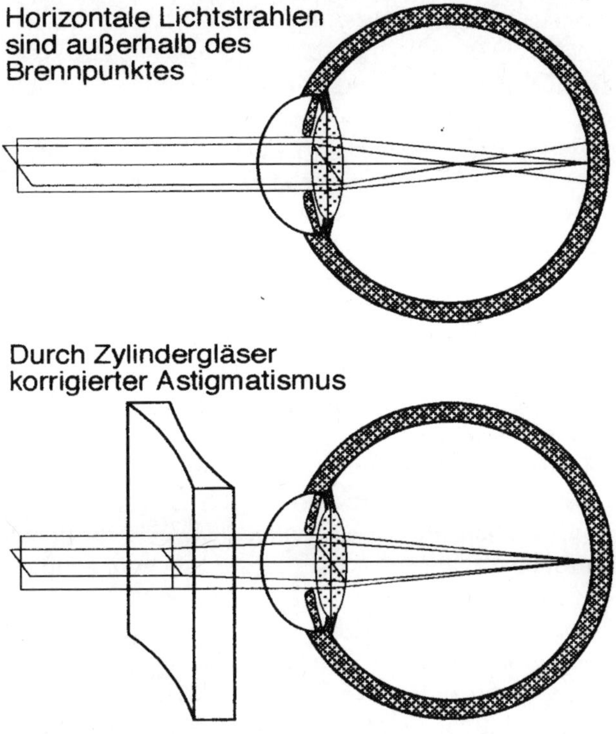

Astigmatismus und seine Korrektur

Korrektur des Astigmatismus

Zur Korrektur des Astigmatismus sind Brillen mit speziellen Zylindergläsern erforderlich, die entsprechend der abnormen Hornhautwölbung individuell geschliffen werden. Dadurch läßt sich der Brechungsfehler leicht korrigieren. Zum Teil können auch entsprechende Kontaktlinsen verwendet werden.

Sehtraining hilft wenig

Das Sehtraining hilft in solchen Fällen nur unsicher, denn die abnorme Hornhautwölbung läßt sich auch durch die Übungen kaum verändern. Allerdings kommen gelegentlich spontante Veränderungen der Brechungsfehler durch das Training vor, die sich noch nicht genau erklären lassen.

Korrektur der Fehlsichtigkeit

Übliche Behandlung der Sehstörungen

Die übliche Behandlung von Sehstörungen besteht in der Verordnung einer entsprechenden Brille. Sie korrigiert den Strahlengang so, daß auf der Netzhaut im Brennpunkt wieder eine scharfe Abbildung entsteht. Anstelle der Brille werden zum Teil auch Kontaktlinsen verwendet, die man direkt ins Auge einsetzt. Häufiger versucht man mittlerweile auch, die Fehlsichtigkeit durch eine Laseroperation zu korrigieren, aber dieses Verfahren ist noch unsicher und umstritten.

Individuell beurteilen

Ob solche Sehhilfen erforderlich sind, um die Fehlsichtigkeit zu korrigieren, läßt sich immer nur im Einzelfall beurteilen.

Die inzwischen jahrzehntelangen praktischen Erfahrungen mit dem Sehtraining nach Bates legen die grundsätzliche Empfehlung nahe, sich nicht vorschnell damit abzufinden, daß man lebenslang eine Sehhilfe benötigt.

Es ist kein Makel, eine Brille zu tragen

Natürlich ist es kein „Makel“, eine Brille zu tragen. Es gibt heute modische Gestelle, die bei typgerechter Auswahl das äußere Erscheinungsbild verbessern und die Persönlichkeit unterstreichen können. Aber eine Brille oder Kontaktlinse bleibt eben immer eine „Prothese“. Der naturgemäße, auf längere Sicht oft ebenso erfolgreiche Weg besteht darin, das Sehvermögen durch das Training nach Bates zu verbessern. Das entspricht dem Grundprinzip der Naturmedizin, Funktionsstörungen und Krankheiten zu bessern oder zu heilen, indem man die körpereigenen Selbstheilungsregulationen aktiviert.

Sehvermögen durch Training nach Bates verbessern

Wenn die ersten Anzeichen der Fehlsichtigkeit auftreten (und beachtet werden), ist es im allgemeinen noch nicht dringend erforderlich, sie gleich durch eine Sehhilfe zu korrigieren. Zu leicht gewöhnt man sich an Brille oder Kontaktlinse und ist dann weniger motiviert zum konsequenten Sehtraining. Vielmehr sollten Sie gemeinsam mit einem im Bates-Training erfahrenen Therapeuten zunächst versuchen, ob die Fehlsichtigkeit auf die Übungen anspricht. Wenn das gelingt, bessert sich das Sehvermögen allmählich so

deutlich, daß eine Sehhilfe auf absehbare Zeit kaum erforderlich wird. Andernfalls ist immer noch Zeit genug, eine auf das Bates-Training nicht reagierende Sehstörung durch die Brille oder Kontaktlinse zu korrigieren.
Zur Vorbeugung der altersbedingten Weitsichtigkeit empfiehlt es sich, das Sehtraining schon aufzunehmen, ehe die ersten Symptome ab der Lebensmitte auftreten. Dann läßt sich die Alterssichtigkeit vielleicht sogar lebenslang vermeiden, zumindest aber noch längere Zeit verzögern.

Die verschiedenen Brillen

Aus medizinischer Sicht sind die Brillengestelle von untergeordneter Bedeutung. In erster Linie sollen sie zum Typ des Trägers passen, damit er nicht psychisch darunter leidet. Wichtig für die Gesundheit ist lediglich, daß die Gestelle gut sitzen, nie als zu schwer empfunden werden und keine allergischen Hautreaktionen auslösen.

Gestelle müssen gut sitzen

Wenn eine Brille sich als unverzichtbar erweist, suchen Sie ein Fachgeschäft auf, in dem Sie qualifiziert vom Optiker beraten werden. Probieren Sie verschiedene Brillengestelle aus, bis Sie das eine gefunden haben, das zu Ihnen paßt, bequem sitzt und hautverträglich ist. Mögliche allergische Reaktionen treten allerdings oft erst beim längeren Tragen auf, sie lassen sich nie sicher voraussehen. Falls Sie zu Allergien neigen, besprechen Sie mit dem Augenarzt und Optiker, welches Material des Gestells vermutlich am besten vertragen wird. Falls es dennoch zu allergischen Reaktionen kommt, muß ein Brillengestell aus anderem Material versucht werden, sofern man keine Kontaktlinsen (die aber auch nicht immer verträglich sind) verwenden will.

Allergische Reaktionen können auftreten

Die optischen Eigenschaften der Brille werden von den Gläsern bestimmt. Als Hauptformen unterscheidet man:

- *Konkave Zerstreuungsgläser* mit Wölbung der Oberflächen nach innen zur Korrektur der Kurzsichtickeit.

Konkave Zerstreuungsgläser

Konvexe Sammelgläser

- *Konvexe Sammelgläser* mit Wölbung der Oberflächen nach außen zur Korrektur der Weitsichtigkeit.

Zylindergläser

- *Zylindergläser* zur Korrektur des Astigmatismus.

Durch die verschiedenen Schleifarten kann sich die Stelle der größten und geringsten Dicke der Gläser im Mittelpunkt oder an anderer Stelle befinden. Im ersten Fall bezeichnet man die Gläser als *zentriert*, im anderen Fall als *dezentriert* oder *prismatisch*.

Ferner unterscheidet man noch die folgenden speziellen Brillengläser:

Einfachgläser

- *Einfachgläser* aus einer Glasart, bei denen die beiden Durchblickseiten je eine einheitliche Fläche bilden; dadurch kann entweder das Nah- oder Fernsehen korrigiert werden.

Bi- und Trifokalgläser

- *Bi- und Trifokalgläser*, die dann angezeigt sind, wenn man sowohl nahe als auch entferntere Objekte unscharf wahrnimmt; sie ersetzen dann 2 Brillen, denn ein Teil des Glases dient der Nahsicht, der andere der Fernsicht. Bei solchen Gläsern ist oft eine Durchblickseite in 2 oder mehr Zonen aufgeteilt. Es gibt aber auch Gläser mit einheitlicher Durchblickseite, in der 1 oder mehrere kleine Linsen eingelassen sind. Im allgemeinen befindet sich die Zone zur Nahsicht im unteren Teil, weil man zum Lesen gewöhnlich nach unten blickt, die Zone zur Fernsicht dagegen im oberen Teil des Glases.

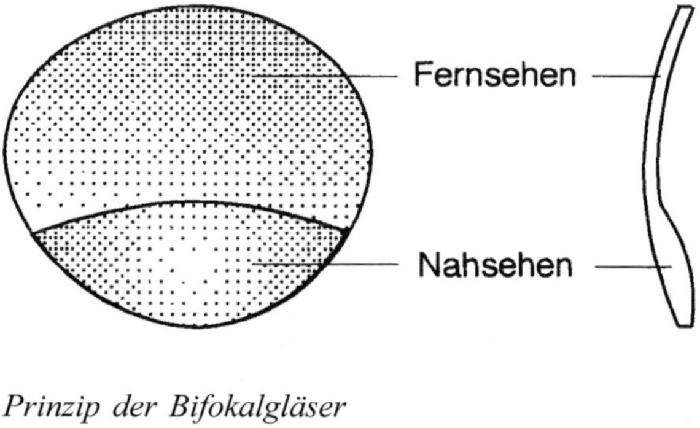

Prinzip der Bifokalgläser

Variluxgläser

- *Variluxgläser* trennen nicht genau in Zonen zur Nah- und Fernsicht, der Übergang zwischen diesen beiden Teilen erfolgt ohne Trennungslinie fließend; das empfinden manche Menschen als angenehmer, andere kommen damit nicht so gut zurecht.

> Eine Brille muß immer genau dem Sehfehler angepaßt werden. Verwendet man Gläser falscher Stärke, wird das Auge gezwungen, nicht nur die Korrektur der Fehlsichtigkeit zu versuchen, sondern auch noch den Fehler der Brille auszugleichen. Dadurch treten zusätzliche Sehstörungen, Krampfschmerzen des Ziliarmuskels und Kopfschmerzen auf.

Augenarzt verordnet die Brille nach gründlicher Untersuchung

Die Verordnung der Brille wird nach gründlicher Untersuchung vom Augenarzt vorgenommen. Der Optiker paßt sie dann entsprechend der Verschreibung an. Grundsätzlich ist zwar auch der Optiker in der Lage, die richtige Brlle auszuwählen, aber Sehstörungen entstehen zum Teil durch Krankheiten der Augen, deren sichere Diagnose dem Augenarzt vorbehalten bleibt. Deshalb ist es grundsätzlich besser, zuerst die fachärztliche Untersuchung durchzuführen, damit mögliche krankhafte Ursachen erkannt und gezielt behandelt werden können.

Keine einfachen Lesebrillen kaufen

Heute werden auch vermehrt einfache Lesebrillen zur Korrektur der Alterssichtigkeit in verschiedenen Stärken angeboten. Man erhält sie zum Teil sogar in Supermärkten und Versandhäusern. Eine fachgerechte individuelle Anpassung solcher „Standardbrillen“ ist natürlich nicht möglich. Sie können passen, aber auch ganz verkehrt sein. Deshalb ist davon grundsätzlich abzuraten; auch bei der einfachen Alterssichtigkeit soll die Brille genau angepaßt werden.

Wenn Sie schon eine solche Lesebrille besitzen und häufiger an Augen- und Kopfschmerzen leiden, handelt es sich wahrscheinlich um die falschen Gläser. Lassen Sie das durch den Optiker oder Facharzt kontrollieren, und verwenden Sie zukünftig eine individuell richtige Brille, sonst wird das Sehvermögen unter Umständen zunehmend geschädigt.

Vor- und Nachteile der Kontaktlinsen

Kontakt- oder Haftgläser

Als Alternative zur Brille gibt es Kontaktlinsen, die man auch als *Kontakt- oder Haftgläser* bezeichnet. Sie bestehen meist aus Kunststoff, seltener aus Glas, und sind hart, mittelweich oder weich. Ihr Durchmesser liegt zwischen 8 und 14 mm. Teilweise sind sie eingefärbt, so daß man sich die gewünschte „Augenfarbe“ aussuchen kann.

Verkleinerte Brillengläser ohne Gestell

Vereinfachend kann man diese Sehhilfe als „verkleinerte Brillengläser ohne Gestell“ bezeichnen. Prinzipiell erfüllen sie die gleichen Aufgaben wie das Brillenglas: Korrektur von Brechungsfehlern, die zur Fehlsichtigkeit führen. Im Vergleich zur Brille bieten sie einige Vorteile, und zwar:

Vorteile

- Geringere Verzerrung der Abbildung auf der Netzhaut, also bessere Sehschärfe vor allem bei Kurzsichtigkeit, weil die verkleinernde Wirkung der Konkavgläser einer Brille entfällt.
- Unauffälliges Tragen, was für manche Menschen immer noch sehr wichtig ist, weil sie sich mit einer Brille nicht wohl fühlen.
- Vermeidung allergischer Hautreaktionen durch ein vielleicht unverträgliches Brillengestell.

Trotz dieser Vorteile sind die Kontaktgläser aber nicht immer die bessere Alternative zur Brille. Sie haben auch verschiedene Nachteile, vor allem:

Nachteile

- Umständliches Einsetzen der kleinen Linsen, die direkt auf dem Tränenfilm der Hornhaut haften; diese Prozedur empfinden nicht wenige Menschen als unangenehm.
- Aufwendige Pflege der Kontaktlinsen mit speziellen Mitteln, die zur Reinigung und Vorbeugung von Infektionen erforderlich sind; diese Mittel können unter Umständen zu allergischen Reaktionen und Reizungen der Augen führen.
- Verlust der Kontaktlinsen, weil sie nicht immer gleich aufgefunden werden können, wenn sie versehentlich aus der Hand fallen; manchmal werden sie zerstört, wenn man unbemerkt darauftritt, oder verschwinden in unzugänglichen Stellen.

- Reizungen und Entzündungen der Augen durch individuell unverträgliches Linsenmaterial und/oder nicht genaue Anpassung der Kontaktgläser; falsch angepaßte Kontaktlinsen können außerdem Hornhaut und Augenlid verletzen und den Stoffwechsel der Hornhaut erheblich stören.

Form und Größe der Kontaktlinsen müssen individuell angepaßt werden

Um die Nachteile so gering wie möglich zu halten, ist es unbedingt erforderlich, die Form und Größe der Kontaktgläser genau den individuellen Bedürfnissen anzupassen. Entscheidend kommt es dabei auf den Linsendurchmesser, richtigen Krümmungsradius der Innenfläche entsprechend der Krümmung der Hornhaut und Rand der Linsen an. Sie müssen deshalb vom Optiker genau angepaßt werden, der dazu die Gestalt der Hornhaut genau vermessen wird.

Regelmäßige Augenuntersuchungen

Auch regelmäßige Untersuchungen der Augen durch den Facharzt oder speziell ausgebildeten Optiker sind beim längeren Tragen von Kontaktlinsen notwendig. Dadurch werden mögliche Schäden an den Augen frühzeitig erkannt, und man kann bei Bedarf zukünftig wieder eine Brille verwenden.

Zusammenfassung

Zusammenfassend läßt sich feststellen, daß eine Brille im allgemeinen die unkompliziertere Sehhilfe ist. Allein aus äußeren Gründen (Aussehen) sollte man sich möglichst nicht für Kontaktlinsen entscheiden; das ist auch nicht notwendig, wenn das Brillengestell typgerecht ausgewählt wird. Medizinische Gründe, vor allem Allergien gegen Brillengestelle, empfehlen aber meist den Versuch mit den Haftgläsern. Die Entscheidung sollte immer nach sorgfältiger Abwägung der Vor- und Nachteile gemeinsam mit dem Facharzt getroffen werden.

Umstrittene Laseroperation

Brillen und Kontaktlinsen bleiben zwangsläufig immer „Prothesen“ zur Korrektur von Sehfehlern, die Ursachen können sie nicht beseitigen. Deshalb ging man Ende der 80er Jahre daran, eine operative Behandlung der Fehlsichtigkeit mit Laserstrahlen zu entwickeln, die mittlerweile schon häufiger durchgeführt wird, vorwiegend bei Kurzsichtigkeit.

Prinzip der Operation bei Kurzsichtigkeit

Das Prinzip der Operation ist relativ einfach. Um den Brechungsfehler bei Kurzsichtigkeit zu beheben, werden mit Laserstrahlen hauchdünne Schichten der Hornhaut abgetragen, und zwar desto mehr, je stärker die Fehlsichtlgkeit ausgeprägt ist. Dadurch gelingt es, die Krümmung der Hornhaut in der Mitte abzuflachen, sie kann die Lichtstrahlen wieder korrekt brechen.

Bei Weitsichtigkeit komplizierter

Bei Weitsichtigkeit ist die Operation etwas komplizierter, denn zur Korrektur muß sich die Hornhaut stärker krümmen. Das erreicht man, indem man mit dem Laserstrahl eine Art ringförmige Grube um den Mittelpunkt der Hornhaut schafft.

Schonende Operation

Nebenwirkungen

Die Laseroperation ist schonend, dauert nur wenige Sekunden und wird ambulant durchgeführt. Einige Stunden danach können heftige Wundschmerzen auftreten, das Sehen bleibt tage- bis wochenlang, manchmal sogar über Monate hinweg verschwommen. Als weitere Folgen der Operation treten oft vermehrter Tränenfluß und schmerzhafte Lidkrämpfe auf.

Zur Vermeidung störender Narben sind häufig Augentropfen mit Kortikosteroiden erforderlich, die längere Zeit angewendet werden müssen und zu erheblichen Nebenwirkungen führen können.

Hilft am besten bei geringer Kurzsichtigkeit

Nach den bisherigen Erfahrungen hilft die Laseroperation am besten bei geringer Kurzsichtigkeit bis – 3 dpt. In solchen Fällen kommen bis zu 90 % der Betroffenen nach der Operation ohne Brille aus. Liegt die Kurzsichtigkeit zwischen – 6 und – 9 dpt, können nach dem Eingriff knapp 45 % auf die Brille verzichten. Oft wird aber lediglich eine Verbesserung des Sehvermögens erreicht, so daß weiterhin eine – aber schwächere – Brille getragen werden muß. Viele Kurzsichtige empfinden das schon als Erfolg.

Bei Weitsichtigkeit nur bedingt geeignet

Zu den Ergebnissen bei Weitsichtigkeit liegen keine so präzisen Angaben vor. Es scheint, daß der Lasereingriff bei dieser Form der Fehlsichtigkeit nur bedingt geeignet ist. Liegt die Weitsichtigkeit über + 7 dpt, läßt sich vorläufig überhaupt keine Besserung erzielen.

Abgesehen davon, daß die Laseroperation nur einem

Teil der fehlsichtigen Patienten helfen kann, ist sie in Fachkreisen auch aus anderen Gründen noch sehr umstritten. Ein namhafter deutscher Augenarzt, Professor Dr. Jörg Draeger, Direktor der Universitäts-Augenklinik in Hamburg, sieht den Spätfolgen, „mit Schrecken entgegen" und beobachtete bei einigen Patienten bereits „schreckliche Rückfälle". Insbesondere die folgenden Gründe sprechen gegen die Laseroperation:

Gründe gegen eine Laseroperation

- Die Korrektur gelingt nie so präzise wie durch eine gut angepaßte Brille oder Kontaktlinse; mindestens 1/2 dpt muß als Toleranz hingenommen werden, bei stärkerer Kurzsichtigkeit sogar eine Ungenauigkeit von 1 dpt und mehr.
- Nach der Operation versucht die Hornhaut, durch Neubildung von Gewebe wieder ihre alte Form anzunehmen; je nachdem, wieviel Gewebe abgetragen wurde, kann es zur Ungenauigkeit von 2 dpt und mehr kommen.
- Bei etwa 10 % der kurzsichtigen Patienten entstehen störende Narben in der Hornhautmitte, die oft eine weitere Operation erforderlich machen; es gelingt jedoch nicht immer, die Narben zufriedenstellend zu behandeln, unter Umständen bleibt erhöhte Blendempfindlichkeit, chronische Trübung des Blicks (Schleiersehen) und Wahrnehmung von Lichthöfen um Lampen zurück.
- Die Operation kann zur Verformung der Hornhaut mit ständig schwankenden Brechwerten führen, so daß mehrere Brillen unterschiedlicher Stärke verwendet werden müssen.
- Die oft längere Anwendung von Kortikosteroiden nach der Operation kann zum grünen Star führen.
- Die Spätfolgen der Laseroperation lassen sich heute überhaupt noch nicht zuverlässig beurteilen; zum Teil kommt es bei den Patienten nach kurzer Besserung des Sehvermögens zu einer Verschlechterung, spätestens 10–15 Jahre nach der Operation befürchten kritische Fachleute erhebliche Sehstörungen als Spätfolgen.

Überdies liegen die Kosten relativ hoch, zwischen DM

Hohe Kosten

2500 und DM 4000 pro Auge (fast immer müssen beide Augen behandelt werden). Die Krankenversicherungen übernehmen die Kosten nur selten, wenn die Operation aus medizinischen Gründen einmal unumgänglich notwendig ist, weil Brillen und Kontaktlinsen überhaupt nicht mehr helfen.

Meist kosmetische Gründe für eine Operation

Die allermeisten der bisher durchgeführten Eingriffe erfolgten nicht aus medizinischer Indikation, sondern aus kosmetischen Gründen (offenbar halten sich die Vorurteile gegen Brillen bei manchen Menschen hartnäckig). Davon raten die Kritiker der Methode dringend ab, denn die möglichen Risiken lassen sich nie aus bloßen kosmetischen Gründen rechtfertigen.

Risikopatienten

Außerdem sollen bestimmte Patientengruppen strikt auf die Laseroperation verzichten. Dazu gehören:

- Junge Menschen bis zum 21. Lebensjahr, denn bei ihnen ist das Augenwachstum noch nicht abgeschlossen (aber gerade junge Frauen wünschen die Operation aus kosmetischen Gründen besonders oft).
- Menschen ab der Lebensmitte (40./45. Lebensjahr) mit beginnender Alterssichtigkeit.
- Patienten mit Fehlsichtigkeit, deren Werte sich in der letzten Zeit deutlich veränderten.

Ferner schließen verschiedene Augenkrankheiten (z. B. grüner Star) die Laseroperation aus. Das muß im Einzelfall immer der Facharzt beurteilen.

Vorläufig sind Brillen und Kontaktlinsen die zuverlässigere Lösung

Es mag im Lauf der Zeit noch gelingen, die Nachteile und Risiken der Laseroperation bei Fehlsichtigkeit zu verringern und die Ergebnisse zu verbessern. Vorläufig sind Brillen und Kontaktlinsen aber sicherlich die zuverlässigere, präzisere und nicht zuletzt auch kostengünstigere Lösung. Nur in den seltenen Fällen, bei denen medizinische Indikationen für die Operation sprechen, sollte sie in Erwägung gezogen werden.

Lider- und Bindehautkrankheiten

Häufiges Auftreten

Erkrankungen am äußeren Auge, das unmittelbar mit der Umwelt in Kontakt kommt, treten häufig auf, vor allem Entzündungen der Bindehaut. Sie sind oft harmlos und heilen bald wieder aus, dürfen aber nie auf die leichte Schulter genommen werden. Sonst kann sich eine Entzündung in andere Teile des Auges ausdehnen.

In leichteren Fällen selbst behandeln

In akuten leichteren Fällen darf zunächst selbständig behandelt werden. Wenn aber nicht nach 2–3 Tagen deutliche Besserung und bald danach völlige Heilung erzielt wird, muß auch bei vermeintlich leichten Krankheiten des äußeren Auges der Therapeut zugezogen werden.

Entzündung der Bindehaut

Gehört zu den häufigsten Augenleiden

Diese Entzündung gehört zu den häufigsten Augenleiden. Sie beginnt meist akut und heilt bei komplikationslosem Verlauf bald ab. Es gibt aber auch chronische oder häufig wiederkehrende Formen, die fachliche Behandlung erfordern.

Ursachen und Vorbeugung

Entsteht meist durch Infektion mit Bakterien oder Viren

Allergische Entzündung

Eine akute Bindehautentzündung entsteht meist durch Infektion mit Bakterien oder Viren, die in die Augen gelangen. Immer häufiger kommt heute aber auch die allergische Entzündung der Bindehaut vor; sie begleitet häufig den Heuschnupfen durch Pollen, kann aber auch unabhängig davon auftreten.

UV-Strahlen

Als weitere häufigere Ursache kommen UV-Strahlen in Frage, die in das ungeschützte Auge dringen. Diese Gefahr besteht vor allem bei künstlichen UV-Bestrahlungen durch Höhensonne und Solarium, das natürliche Sonnenlicht erzeugt die Entzündung nicht so oft. Ferner ist an Verletzungen und Verätzungen der Augen oder Fremdkörper im Auge zu denken.

Chronische Bindehautentzündung

Chronische oder häufig wiederkehrende Bindehautentzündungen beobachtet man, wenn die Augen immer wieder durch Rauch, Dämpfe, Gase und Stäube gereizt werden. Besonders Raucher leiden häufig an einer dauernden Entzündung der Bindehaut, zum Teil auch die Passivraucher. Möglich ist aber auch eine Schädigung durch reizende Stoffe, mit denen man beruflich ständig umgeht.

Komplikation einer anderen Krankheit

Gelegentlich tritt die Bindehautentzündung als Komplikation einer anderen Krankheit auf. Das gilt vor allem für Grippe, Masern und Windpocken sowie bei der Akne-ähnlichen Hautkrankheit Rosazea.

Vorbeugung ist möglich

Beachtung der Hygieneregeln

Vorbeugung einer Bindehautentzündung ist bis zu einem gewissen Grad möglich. Wichtig ist dazu vor allem die Beachtung der Hygieneregeln, also nie die Augen mit verunreinigten Fingern reiben und keine unsauberen Waschlappen oder Handtücher für das Gesicht verwenden. Allein durch diese selbstverständlichen Vorsichtsmaßnahmen lassen sich manche Bindehautentzündungen schon vermeiden.

Behandlung der allergischen Krankheit

Wenn eine allergische Krankheit besteht, muß sie frühzeitig gezielt nach Verordnung behandelt werden. Dann läßt sich eine Beteiligung der Bindehaut zum Teil verhindern. Das Ziel der Therapie besteht darin, die abnorme Überempfindlichkeit vollständig zu heilen, dann treten auch keine Komplikationen an der Bindehaut mehr auf.

Vorsicht bei Kosmetika

Bei Frauen, die Lidschatten, Wimperntusche und ähnliche Kosmetika im Bereich der Augen verwenden, muß ausprobiert werden, ob eine häufig wiederkehrende oder chronische Bindehautentzündung durch solche Produkte entsteht. Verzichten Sie mindestens 1 Woche lang ganz darauf; wenn sich die Entzündung dann bessert, spricht das für eine Unverträglichkeit der Kosmetika. Sie können dann andere versuchen, aber wenn die Entzündung der Bindehaut dann wiederkehrt, empfiehlt sich der völlige Verzicht auf solche Produkte.

Arzneimittel am Auge

Auch Arzneimittel, die am Auge angewendet werden, führen manchmal zu Reizungen oder allergischen Reaktionen der Bindehaut. Gebrauchen Sie solche Medikamente nie längere Zeit ohne fachliche Verordnung, und setzen Sie die Augentropfen oder -salben sofort ab, wenn eine Bindehautentzündung entsteht. Falls eine weitere Behandlung erforderlich ist, muß sie fachärztlich mit anderen Arzneimitteln verordnet werden.

Sonnenbrille benutzen

Beim längeren Aufenthalt in der Sonne soll zum Schutz der Augen eine gute Sonnenbrille getragen werden. Darüber berät am besten der Optiker im Fachgeschäft. Der Schutz vor Sonnenstrahlen wird heute immer wichtiger, weil wegen des „Ozonlochs" mehr schädliche Strahlen zur Erde dringen. Sie erzeugen nicht nur Bindehautentzündungen, sondern begünstigen vor allem den grauen Star. Die künstlichen UV-Bestrahlungen durch Höhensonne und Solarium dürfen nur durchgeführt werden, wenn die Augen durch eine spezielle Brille geschützt sind.

Reizungen der Bindehaut ausschalten

Alle vermeidbaren Reizungen der Bindehaut durch Rauch, Dämpfe, Gase und Stäube müssen ausgeschaltet werden. Für Raucher gilt, daß sie die chronische Bindehautentzündung nicht mehr los werden, wenn sie das Rauchen nicht aufgeben. Gleiches trifft für Passivraucher zu, die in verqualmten Räumen leben und/oder arbeiten müssen. Sie sollten sich gegen diese Form der Körperverletzung wehren, wenn die rauchende Umgebung keine Rücksicht nehmen will. Am Arbeitsplatz bestehen inzwischen gute Chancen, als Nichtraucher ein Rauchverbot durchzusetzen; immer mehr Arbeitsgerichte entscheiden im Streitfall für die Nichtraucher. Aber so weit muß die Auseinandersetzung natürlich nicht führen, oft genügt das Gespräch mit den rauchenden Kollegen, dem Vorgesetzten oder Betriebsrat.

Passivraucher

Schutzbrillen

Zum Schutz der Augen vor reizenden Dämpfen, Gasen und Stäuben, mit denen man oft beruflich zu tun hat, müssen unbedingt entsprechende Schutzbrillen getragen werden. Sie sind von den Berufsgenossenschaften zwingend vorgeschrieben, müssen also in Betrieben mit entsprechender Gefährdung vorhanden sein. Die praktische Erfahrung zeigt allerdings immer wieder, daß sie oft als unangenehm empfunden und deshalb nicht getragen werden. Für solchen

Leichtsinn ist das Sehvermögen zu wichtig, verzichten Sie deshalb nie auf diesen Schutz.

Irgendwann leidet fast jeder einmal daran

Ganz verhüten kann man durch die obigen Vorsichtsmaßnahmen eine Bindehautentzündung sicherlich nicht. Es verhält sich ähnlich wie bei einer Erkältung, irgendwann leidet fast jeder einmal daran. Aber das Krankheitsrisiko wird durch geeignete Vorbeugung deutlich vermindert und vor allem die chronische Entzündung verhütet.

Symptome der Entzündung

Eine Bindehautentzündung kann auch der medizinische Laie meist zuverlässig erkennen.

Das kranke Auge ist gerötet, die Bindehaut angeschwollen

Das kranke Auge ist gerötet, die Bindehaut entzündlich angeschwollen. Manchmal schwellen außerdem die Lider an. Hinzu kommen Brennen, Jucken und ein Gefühl wie Sand in den Augen.

Das Auge wird lichtempfindlich und sondert Tränen ab

Ferner wird das erkrankte Auge abnorm lichtempfindlich und sondert vermehrt Tränenflüssigkeit ab. Der Tränenfluß wirkt bei einer Reizung oder Virusinfektion der Bindehaut im allgemeinen wäßrig-schleimig, bei einer bakteriellen Infektion dagegen eitrig-schleimig. Am Morgen sind Lider und Wimpern oft mit gelblichen Borken verklebt.

Die Entzündung kann nur das eine Auge oder gleich beide betreffen. Wenn eine bakterielle Infektion vorliegt, erkranken meist beide Augen gleichzeitig. Die Virusinfektion führt oft zunächst zur Entzündung des einen Auges, innerhalb 1 Woche wird häufig auch das andere befallen.

Komplikation

Als Komplikation kann es zur Beteiligung der Hornhaut (s. Entzündung der Hornhaut) kommen, vor allem bei einer Virusinfektion.

Symptome der chronischen Bindehautentzündung

Die chronische Bindehautentzündung geht mit abgeschwächten Symptomen der akuten Krankheit einher. Im Vordergrund steht die dauernde oder häufig wiederkehrende Rötung des Auges mit mäßigem Brennen und Jucken, ständigem Sand-(Fremdkörper-)gefühl im Auge und nur geringer Tränenabsonderung. Die Bindehaut wirkt meist samtartig.

Ähnliche Symptome wie eine Bindehautentzündung können auftreten, wenn ein Blutgefäß der Bindehaut zerreißt, z. B. durch starken Husten oder bei Bluthochdruck. In solchen Fällen müssen die Augensymptome nicht behandelt werden (aber natürlich die ursächliche Krankheit), sie verschwinden in der Regel binnen 2 Wochen von selbst.

Therapie der Konjunktivitis

Augentropfen und -salben

Die übliche Behandlung der Bindehautentzündung besteht aus antiseptischen oder antibiotischen Augentropfen und -salben, die vom Facharzt verordnet werden. Dadurch heilt eine bakterielle Entzündung meist in 8–12 Tagen aus. Gegen eine Virusinfektion helfen Antibiotika nicht, die dadurch verursachte Konjunktivitis heilt in der Regel spontan nach einigen Wochen. In dieser Phase können reiz-, entzündungs- und schmerzlindernde Salben und Tropfen nach Verordnung zur Linderung der Symptomatik angewendet werden.

Kortison

Wenn eine allergische Bindehautentzündung besteht, müssen antiallergische Augentropfen und -salben verabreicht werden. Sie enthalten allerdings oft Kortikosteroide (umgangssprachlich kurz als Kortison bezeichnet), die bei lokaler Anwendung nicht zu den gefürchteten allgemeinen Nebenwirkungen führen. Trotzdem sind auch Tropfen und Salben mit Kortikosteroiden nicht unbedenklich; vor allem können sie bakterielle und Pilzinfektionen der Augen begünstigen und bei längerem Gebrauch zum grünen Star beitragen. Deshalb müssen sie schweren allergischen Bindehautentzündungen vorbehalten bleiben und dürfen nur so kurz wie möglich angewendet werden.

Die allergische Grundkrankheit muß behandelt werden

Zur Heilung der allergischen Grundkrankheit genügt es nie, nur lokal die Augen zu behandeln. Allergien entstehen durch eine Fehlfunktion des körpereigenen Immunsystems. Diese muß gezielt behandelt werden, damit es nicht immer wieder zu allergischen Symptomen kommt.

Dazu eignen sich verschiedene Naturheilverfahren, vor

Homöopathie

allem Homöopathie, die individuell vom Therapeuten zu verordnen sind.

Meist empfiehlt es sich, auch nicht allergische Bindehautentzündungen zusätzlich zur lokalen Therapie innerlich durch Homöopathie zu behandeln. Die dazu individuell angezeigten homöopathischen Wirkstoffe muß der Therapeut verordnen, zur Selbsthilfe in leichteren Fällen können Sie versuchsweise ein homöopathisches Mittel aus der Apotheke einnehmen; gut geeignet sind vor allem Euphrasia D 3 und Borax D 6, ferner auch Alumina D 12 oder Thuja D 4. Noch besser zur selbständigen inneren Therapie eignen sich homöopathische Komplexmittel aus der Apotheke, die mehrere Wirkstoffe enthalten, z. B. *Oculoheel*-Tabletten und *Traumeel*-Tabletten/Tropfen. Die Anwendung erfolgt nach den Angaben im Beipackzettel; einleitend kann man alle 1–2 Stunden 1 Dosis verabreichen, nach Besserung dann 3- bis 4mal täglich 1 Dosis bis zur Heilung.

Euphrasia und Borax

Homöopathische Komplexmittel

Anstelle antiseptischer und antibiotischer Tropfen und Salben kommen zur Selbsthilfe von außen verschiedene Zubereitungen aus natürlichen Bestandteilen in Frage, z. B. die Fertigarzneimittel *Conjunctisan B, Euphrasia-Pentarkan, Konjunktival-Thilo-Augentropfen, Pheramin-Augentropfen* oder *Sulfur-Pentarkan*. Diese Medikamente sind rezeptfrei in der Apotheke erhältlich, lassen Sie sich dort beraten.

Zubereitungen aus natürlichen Bestandteilen

Zur ergänzenden physikalischen Behandlung von aussen eignen sich Auflagen und Augenbäder. Zur Auflage verwendet man eine Mullkompresse oder ein sauberes Taschentuch. Diese Auflage wird mit dem Kräutertee angefeuchtet und locker auf das Auge gelegt (nicht mit Binde fixieren). Geeignet sind folgende pflanzliche Zubereitungen:

Auflagen

Augentrosttee

- *Augentrosttee* mit 1 Eßlöffel Droge auf 1/4 l kochendes Wasser; der Tee muß 10 Minuten ziehen, wird dann sorgfältig abgeseiht und warm zur Auflage verwendet.

Arnikatee

- *Arnikatee* mit 1/2 Teelöffel Droge auf 1 Tasse kochendes Wasser; Zubereitung und Anwendung wie beim Augentrosttee.

- *Kamillentee* mit 1 Teelöffel Droge auf 1/4 l kochendes Wasser; Zubereitung und Anwendung wie beim Augentrosttee.

Kamillentee

Die Auflagen werden 2- bis 4mal täglich angewendet und dauern jeweils etwa 1 Stunde.

Zum *Augenbad* verwendet man hauptsächlich Augentrosttee, bei Kindern auch Fencheltee. Er wird mit 1 Teelöffel Droge auf 1/4 l kochendes Wasser zubereitet, muß 10 Minuten ziehen und dann sehr sorgfältig durch ein feines Tuch abgeseiht werden, damit keine Kräuterrückstände als Fremdkörper ins Auge gelangen.

Augenbad

Der Tee kann in eine spezielle Augenbadewanne (aus dem Sanitätshaus) gefüllt werden, die man nach Gebrauchsanweisung verwendet. Es genügt aber auch, wenn der Tee in eine Schüssel gegeben wird, in die man das Gesicht bis über die Augen eintauchen kann. Bei jeder Anwendung taucht man 3- bis 4mal hintereinander in den Tee und öffnet dabei mehrmals für einige Zeit die Augen, damit die Badeflüssigkeit auf die Binde- und Hornhaut gelangt.

Augenbäder führt man 2- bis 4mal am Tag durch. Bei akuter Bindehautentzündung wird der Tee 32–36 Grad warm verwendet, chronische Entzündungen sprechen oft besser auf den kalten Tee an. Auch zur Vorbeugung von Bindehautentzündungen durch Reizungen soll der Tee besser kalt gebraucht werden.

2- bis 4mal am Tag

Ob im Einzelfall weitere therapeutische Maßnahmen erforderlich sind, muß stets der Therapeut entscheiden.

Wenn *Fremdkörper* ins Auge gelangten, lassen sie sich oft rasch mit dem Tränenstrom ausschwemmen, indem man mehrmals kräftig duch die Nase schnaubt. Genügt das nicht, hebt man das Unterlid vom Augapfel ab oder zieht das Oberlid über ein Stäbchen (Wattestäbchen, Streichholz) nach oben. Wenn man dann den Fremdkörper auf der Bindehaut sieht, kann er vorsichtig mit dem Zipfel eines sauberen, möglichst frisch gebügelten Tuchs von der Bindehaut Richtung Nase abgestrichen werden. Das gelingt aber nur bei losen Fremdkörpern; sitzen sie in der Bindehaut fest, müssen sie vom Augenarzt entfernt werden.

Fremdkörper im Auge

Nach der Entfernung des Fremdkörpers kann sich immer noch eine Bindehautentzündung entwickeln. Diese wird in der oben beschriebenen Weise behandelt.

Verätzung der Augen

Bei *Verätzung der Augen* dreht man sofort den Kopf so zur Seite, daß man das Auge von der Nasenwurzel (innerer Lidwinkel) nach außen mit reichlich klarem kaltem Wasser ausspülen kann. Diese Spülung wird am besten unter dem Wasserhahn vorgenommen und so lange fortgesetzt, bis die Symptome.deutlich nachlassen. Danach muß der Augenarzt zur weiteren Behandlung zugezogen werden.

Erkrankungen der Augenlider

Häufigste Lidkrankheiten sind Entzündungen am Rand oder an den Talgdrüsen der Lider. Sie können oft selbständig behandelt werden. Bei allen anderen Symptomen an den Lidern ist stets die fachliche Therapie notwendig.

Entzündung am Lidrand

Entstehung

Diese entzündliche Erkrankung entsteht oft durch bakterielle Infektion, wenn Erreger zum Beispiel mit verunreinigten Fingern übertragen werden. Es gibt aber auch nichtbakterielle Entzündungen, die durch Reizung entstehen, vor allem bei Rauchern.

Heilung

Die bakterielle Lidrandentzündung kann meist bald ausgeheilt werden. Entzündungen durch Reizungen dagegen erweisen sich oft als sehr hartnäckig und heilen erst ab, wenn der Reiz ausgeschaltet wird, also zum Beispiel durch striktes Rauchverbot.

Symptome

Symptomatisch für die Entzündung ist die Rötung des Lidrands, oft auch des Lidwinkels. Sie wird von Brennen, Jucken oder mäßigen Schmerzen begleitet. Zwischen den Wimpern können Schuppen auftreten, manchmal fallen einzelne Wimpern aus. Bei bakterieller Entzündung entstehen gelegentlich gelblich-eitrige Borken und Krusten am Lidrand.

Komplikation

Als Komplikation kann die Entzündung auf Binde- und/oder Hornhaut übergreifen, wenn nicht rechtzeitig behandelt wird. Deshalb darf Selbsthilfe nicht länger als 3 Tage versucht werden; tritt dann keine deutliche Besserung ein, sucht man den Augenarzt auf.

Übliche Therapie

Die übliche Therapie besteht bei bakterieller Entzündung in der Verordnung von Augensalben und -tropfen mit Antibiotika, die in der Regel rasch helfen. Bei nichtbakterieller Entzündung werden oft Medikamente mit Kortikosteroiden verabreicht, die aber nicht ganz unbedenklich sind (s. Therapie der Konjunktivitis).

Naturheilkundliche Behandlung

Die Naturmedizin wendet die gleichen Heilmittel wie bei Bindehautentzündung an, insbesondere Salben und Tropfen mit Augentrost und Kamille, Augenbäder oder -auflagen.

In leichteren Fällen kann die äußerliche Selbsthilfe allein genügen, bei hartnäckiger Lid-randentzündung muß aber zusätzlich innerlich behandelt werden; dazu eignet sich die individuell verordnete Homöopathie am besten.

Gerstenkorn – Hagelkorn

Gerstenkorn

Als *Gerstenkorn* bezeichnet man die akute eitrige Entzündung einer Talgdrüse am Lidrand, manchmal auch innen am Lid. Dazu kommt es durch Infektion mit Bakterien, die zum Beispiel beim Reiben der Augen mit verunreinigten Fingern übertragen werden. Treten solche Entzündungen häufiger auf, kann das auf verminderte Abwehrschwäche hinweisen, das muß durch fachliche Untersuchung geklärt und gezielt behandelt werden.

Symptome

Symptomatisch ist beim Gerstenkorn die gerötete, schmerzhafte Schwellung am Lidrand oder an der Innenseite des Lids. Oft kommt auch Juckreiz am Auge hinzu. Beim Gerstenkorn an der Lidinnenseite kann zusätzlich Bindehautentzündung entstehen.

Gerstenkörner sind harmlos

Grundsätzlich sind Gerstenkörner harmlos und heilen häufig innerhalb von 6–10 Tagen von selbst ab. Diesen natürlichen Heilungsprozeß unterstützt man innerlich und äußerlich durch Naturheilmittel. Homöo-

Homöopathische Standardmittel

pathische Standardmittel zur innerlichen Therapie sind *Hepar sulfuris D 3, Mercurius solubilis D 4*, zum Teil auch *Silicea D 12.* Diese Mittel sind rezeptfrei in der Apotheke erhältlich. Es empfiehlt sich, Hepar sulfuris und Mercurius solubilis abwechselnd zu verabreichen, weil sie sich in ihrer Wirkung ergänzen. Erst wenn das nicht bald hilft, kann Silicea versucht werden.

Einleitend gibt man 2 Tage lang alle 2 Stunden 1 Dosis, danach bis zur Heilung 4mal täglich.

Homöopathische Dosis

Als *homöopathische Dosis* (Gabe) bezeichnet man die durchschnittliche Menge, die erforderlich ist, um eine Reaktion des Körpers auszulösen. Sie bestzeht aus folgenden Mangen:

- 5–10 Tropfen,
- 1 Messerspitze Verreibung,
- 1 Tablette oder
- 7–10 Globuli.

Im Einzelfall können sich aus dem Beipackzettel andere Mengen ergeben.

Wirkung der Mittel

Die homöopathischen Mittel bewirken, daß die Eiterung „einschmilzt", also allmählich durch die körpereigenen Abwehrregulationen abgebaut wird. Von aussen unterstützt man das durch Augenbäder und -auflagen mit Augentrost- und Kamillentee, die warm angewendet werden (s. Therapie der Konjunktivitis).

Wenn das Gerstenkorn nach einigen Tagen nicht gebessert und nach spätestens 10 Tagen nicht vollständig geheilt wurde, sollte die Selbstbehandlung nicht fortgesetzt werden. Dann hilft im allgemeinen nur noch ein kleiner, ambulant durchgeführter chirurgischer Eingriff, bei dem der Therapeut das Gerstenkorn öffnet, damit der Eiter sich nach außen entleert.

Hagelkorn ist eine chronische Stauung von Talg

Beim *Hagelkorn* liegt keine eitrige Entzündung vor, sondern eine chronische Stauung von Talg in einer Drüse der Lidplatte. Dazu kommt es, wenn der Talgdrüsengang verstopft ist, so daß der Talg nicht mehr auf natürlichem Weg abgesondert werden kann. Die Ursachen dieser Verstopfung lassen sich meist nicht sicher feststellen.

Symptomatisch beim Hagelkorn ist eine derbe, kugelige Schwellung im Augenlid, die bis Hagelkorngröße erreichen kann. Die Haut des Augenlids ist über dieser Schwellung frei beweglich, was eine zuverlässige Unterscheidung von der bösartigen, in die Umgebung wuchernden Geschwulst am Lid ermöglicht. Schmerzen erzeugt das Hagelkorn in der Regel nicht; es kann sich allerdings entzünden und dann zur schmerzhaften Schwellung des gesamten Augenlids führen.

Symptome

Im allgemeinen keine Schmerzen

Kleinere Hagelkörner verschwinden oft spontan nach 1–2 Monaten. Diese Rückbildung kann durch warme Augenbäder und -auflagen 2mal täglich gefördert werden, denn sie tragen zur Entleerung der Talgstauung bei. Bei größeren Hagelkörnern kann man diese Therapie zwar auch versuchen, erfahrungsgemäß hilft das aber meist nicht viel. Die sicherste Therapie besteht dann in der chirurgischen Entfernung durch einen kleinen ambulanten Eingriff.

Rückbildung nach 1–2 Monaten

Manchmal lassen sich Hagelkörner auch homöopathisch beeinflussen. Die Standardmittel dafür sind *Graphites D 12*, das vor allem bei häufig wiederkehrenden Hagelkörnern angezeigt ist, oder *Thuja D 4* bei akuter Talgstauung. Eines dieser beiden Mittel, die rezeptfrei in der Apotheke erhältlich sind, kann versuchsweise mit 3- bis 4mal täglich 1 Dosis für 1–2 Monate eingenommen werden. Wenn dann noch keine Wirkung erkennbar wird, läßt sich das Hagelkorn wahrscheinlich nicht homöopathisch behandeln, ein längerer Versuch ist meist zwecklos.

Homöopathische Standardmittel

Wer häufiger an Hagelkörnern leidet, sollte nach der chirurgischen Entfernung längere Zeit *Graphites D 12* einnehmen, Tagesdosis 1- bis 2mal täglich 1 Gabe, das kann Rückfällen vorbeugen. Der Therapeut sollte versuchen, durch Untersuchung zu ergründen, warum es immer wieder zur Talgstauung kommt, damit die Ursachen gezielt behandelt werden können.

Graphites D 12

Hängendes Oberlid

Wenn der Muskel, der das Oberlid anhebt, nicht richtig arbeitet, hängt das Lid abnorm stark herab und bedeckt das Auge teilweise, seltener vollständig. Das stört nicht nur das äußere Erscheinungsbild, sondern vermindert auch die Sehkraft des Auges.

Ursachen

Verursacht wird die *Ptosis*, wie man dieses Krankheitsbild medizinisch nennt, durch Schwäche oder Lähmung des Lidhebermuskels. Sie kann bereits bei der Geburt bestehen und vererbt werden.
Häufig entwickelt sich die Erkrankung aber erst im Lauf des Lebens durch eine Schädigung (z. B. Verletzung) des Muskels oder des Nervens, der ihn versorgt.
Nicht selten entwickelt sich die Ptosis auch ohne krankhafte Ursachen, wenn die Muskeln der Oberlider altersbedingt geschwächt werden.
Das Hängen der Lider kann an einem Auge oder an beiden auftreten, das hängt von den Ursachen ab. Im Verlauf des Tages ändert sich der Zustand oft mehrmals, das Oberlid hängt also unterschiedlich stark herab.

Therapie richtet sich nach den Ursachen

Die Therapie richtet sich nach den Ursachen, die fachlich diagnostiziert werden müssen. Zum Teil kann die Krankheit medikamentös behandelt werden, oft hilft aber nur eine Operation. Vollständig läßt sich die Ptosis nicht immer heilen.

Ein- oder auswärts gekehrtes Unterlid

Der freie Rand des Unterlids kann abnorm nach innen oder außen gekehrt werden. Medizinisch bezeichnet man die Einkehrung als *Entropium*, die andere Form als *Ektropium*.

Entropium und Ektropium

Beide Formen kommen im höheren Alter häufiger vor. Beim Entropium liegt dann eine altersbedingte Erschlaffung des Fasergewebes des Unterlids vor, so daß der Lidrand vom Lidmuskel nach innen gezogen wird.
Das altersbedingte Ektropium erklärt sich aus einer Schwächung des Unterlidmuskels, die dazu führt, daß sich der Rand des schlaff herabhängenden Unterlids nach außen kehrt.
Unabhängig vom Alter können beide Formen durch Krankheiten hervorgerufen werden. Bei der Einwärtsdrehung kommen folgende Ursachen in Frage:

Narben-Entropium

- *Narben-Entropium* durch abnormen Zug von Vernarbungen am Lidrand; dazu kommt es vor allem nach Verletzungen und Entzündungen am Auge.

- *Spastisches Entropium* durch einen Krampf des Lidmuskels, der bei Entzündungen am Auge auftreten kann.
- *Angeborenes Entropium* durch abnorme Vergrößerung des Rands des Schließmuskels oder bei angeborener dicker Hautfalte unter dem Rand des Unterlids.

Spastisches Entropium

Angeborenes Entropium

Die Auswärtskehrung des Unterlidrands kann sich aus folgenden Ursachen erklären:

- *Narben-Ektropium*, wenn nach Verletzungen oder Entzündungen der Augen am Lidrand eine Vernarbung mit abnormem Narbenzug entsteht.
- *Spastisches Ektropium* mit Verkrampfung des Lidmuskels bei einer Lidentzündung.
- *Traumatisches Ektropium* bei einer Verletzung am Lid mit stärkerer Schwellung, die den Lidrand nach außen kehrt.
- *Ektropium durch Lähmung des Gesichts-(Fazialis-)nerven*, die angeboren sein kann oder aus verschiedenen Ursachen, z. B. Durchblutungsstörungen oder Virusinfektionen, im Lauf des Lebens entsteht.

Narben-Ektropium

Spastisches Ektropium

Traumatisches Ektropium

Ektropium durch Lähmung des Gesichtsnerven

Als Folge der Einwärtsdrehung kann es zur Reizung der Bindehaut und Hornhaut des Auges kommen, weil die Wimpern darüber reiben. Durch die Auswärtsdrehung trocknet die Lidinnenseite aus, und es entwickeln sich Bindehaut- und Hornhautreizungen.

Folgen der Krankheit

Ektropium und Entropium können sich wieder normalisieren, wenn die ursächliche Erkrankung geheilt wird. Die dazu je nach Einzelfall notwendige Therapie muß fachlich verordnet werden. Liegen keine behandlungsfähigen krankhaften Ursachen vor, hilft ein kleiner chirurgischer Eingriff meist zuverlässig. Auch bei Narben ist oft eine operative Korrektur notwendig, um das Lid vom abnormen Narbenzug zu entlasten.

Tumoren der Augenlider

Gutartige Geschwüre kommen oft vor

Gutartige Geschwülste kommen an den Lidern nicht selten vor. Abgesehen vom bereits beschriebenen Hagelkorn gehören dazu vor allem die kleinen weißlichen Hornperlen (Milien) in der äußeren Lidhaut, Warzen auf den Lidern, hellgelbe Fettgeschwulstplatten unter der Lidhaut, seltener Blutgefäßwucherungen.

Zum Teil bilden sich solche Geschwülste nach einiger Zeit von selbst zurück, insbesondere die Wucherungen der Blutgefäße. Andernfalls kann eine Geschwulst, die das Aussehen stärker stört und/oder das Sehen beeinträchtigt, nach fachlicher Anweisung behandelt werden. Ein Versuch mit individuell verordneten homöopathischen Mitteln führt manchmal nach einiger Zeit zum Erfolg. Oft müssen störende gutartige Lidgeschwülste jedoch chirurgisch entfernt werden. Dazu ist in der Regel nur ein kleiner Eingriff notwendig.

Behandlung

Bösartige Tumoren

Bösartige Tumoren entwickeln sich selten an den Lidern. Im Lidwinkel am Unterlid tritt manchmal ein *Basaliom* auf, eine relativ gutartig verlaufende Krebsform der Haut, die fast nie zu Tochtergeschwülsten führt. Hauptsächlich betrifft sie ältere Menschen. Mögliches Warnzeichen sind langsam wachsende, derbe, glasige Knötchen, die im weiteren Verlauf einen Ring bilden, der in der Mitte geschwürig aufbricht. Später entwickeln sich oberflächliche fressende Geschwüre und geschwürig zerfallende Knoten, nur selten wuchert das Basaliom in die Tiefe. Bei rechtzeitiger Behandlung ist völlige Heilung zu erreichen.

Basaliom

Warnzeichen

Spinaliom

Nur sehr selten kommt es an den Lidern zum *Spinaliom*, das wesentlich bösartiger als das Basaliom verläuft. Der Tumor beginnt oberflächlich mit einer warzenartigen Wucherung, die sich rasch in die Umgebung und Tiefe ausbreitet. Schon nach wenigen Wochen können bis faustgroße Knoten und ausgedehnte, zerfallende Geschwüre mit Blutungen bestehen. Über kurz oder lang bilden sich beim Spinaliom auch Tochtergeschwülste, die Heilungschancen gehen dann rapide zurück.

Wenn der Lidkrebs frühzeitig erkannt wird, kann er chirurgisch vollständig entfernt werden; die Heilungsaussichten liegen dann bei fast 100 %. Zu empfehlen ist eine ganzheitlich-naturmedizinische Nachsorge durch den erfahrenen Therapeuten, denn mit der erfolgreichen Operation werden ja nicht die eigentlichen Grundursachen der Krebskrankheit beseitigt. Ohne Normalisierung der gestörten Stoffwechselfunktionen und der geschwächten Abwehrfunktionen kann es später zu Krebskrankheiten an anderen Organen kommen.

Früherkennung ist wichtig

Ganzheitlich-naturmedizinische Nachsorge

Krankheiten des Tränenapparats

Am Tränenapparat treten hauptsächlich Entzündungen der Drüsen und vermehrte oder verminderte Absonderung von Tränenflüssigkeit auf. Oft entstehen diese Störungen im Verlauf einer anderen Augenkrankheft, z. B. durch Bindehautentzündung, die auf die Tränendrüsen übergreifen kann.

Entzündung der Tränendrüsen

Bei dieser Entzündung unterscheidet man eine akute und die chronische Verlaufsform. Zum Teil ist auch der Tränensack im inneren Augenwinkel beteiligt. Stets besteht die Gefahr, daß die Entzündung mit der Tränenflüssigkeit auf das gesamte Auge übertragen wird. Deshalb muß die Krankheit unbedingt frühzeitig fachlich behandelt werden.

Gefahr der Übertragung auf das ganze Auge

Die *akute Entzündung* der Tränendrüse führt zur Anschwellung des Oberlids außen an der Schläfenseite und unter der Augenbraue, die zum Teil erhebliche Schmerzen verursacht. Hinzu kommt eine Schwellung der Bindehaut und meist die Anschwellung der Lymphknoten vor dem Ohr als Reaktion auf die Entzündung. Manchmal wird auch der Augapfel vorgedrängt.

Akute Entzündung

In den meisten Fällen besteht die Entzündung einseitig und kann ohne erkennbare Ursachen auftreten. Zum Teil ging eine Bindehautentzündung oder ein Gerstenkorn voraus. Als weitere Ursachen kommen Verletzungen in der Umgebung der Tränendrüse oder Virusinfektionen in Frage.

Chronische Entzündung

Die *chronische Entzündung* der Tränendrüse führt zur allmählich zunehmenden, schmerzlosen Schwellung außen am Oberlid, das als abnorm schwer empfunden wird. Teilweise hängt das Lid deutlich herab. Diese Krankheit entsteht durch verschiedene Infektionen, z. B. Tuberkulose oder bei Syphilis.

Entzündung des Tränensacks

Die *Entzündung des Tränensacks* im inneren Augenwinkel kann ebenfalls akut oder chronisch auftreten. Zur akuten, teils eitrigen Form kommt es meist, wenn der Tränengang verlegt wird. Symptomatisch ist eine harte, mehr oder minder schmerzhafte Schwellung unter dem inneren Lidwinkel, die sich auf die Wange ausdehnen kann. Meist entzünden sich auch die örtlichen Lymphgefäße, zum Teil kommt es zur schleimig-eitrigen Absonderung.

Komplikationen

Als Komplikationen können entzündliche Schwellung des Gewebes der Augenhöhle mit vortretendem Augapfel, Schwellung der Bindehaut und Lidentzündung auftreten. Manchmal kommt es zur ernsten Entzündung mit Thrombose der örtlichen Venen.

Bei der chronischen, teilweise ebenfalls eitrigen Tränensackentzündung besteht eine weniger schmerzhafte Schwellung unter dem inneren Lidwinkel. Hinzu kommt abnormes Tränenträufeln aus dem Auge. Beim Druck auf die Schwellung entleert sich schleimiges oder schleimig-eitriges Sekret durch die Tränenpünktchen des Auges. Verursacht wird die chronische Form durch einen dauernden Verschluß des Tränen-Nasen-Kanals oder Tränensackausgangs.

Fachliche Behandlung

Die fachliche Behandlung der Tränendrüsen- und Tränensackentzündung verordnet antibiotische Augentropfen und -salben. Sie unterdrücken die Entzündung meist bald. Bei Virusinfektionen helfen Antibiotika allerdings nicht, sie müssen durch die körpereigenen Abwehrkräfte überwunden werden.

Antibiotika

Grundsätzlich sollten Antibiotika stets angewendet werden, um ernste Komplikationen zu verhüten. Ergänzend kommen die bei Bindehautentzündung genannten Augenbäder und -auflagen zur äußerlichen Behandlung sowie innerlich homöopathische Mittel in Frage. Nach der deutlichen Besserung durch Antibiotika können die Naturheilmittel noch einige Zeit zur Nachbehandlung eingesetzt werden, bis die Krankheit vollständig geheilt ist.

Augenbäder und -auflagen

Bei Abflußbehinderungen im Tränen-Nasen-Gang oder Ausgang des Tränensacks kann eine chirurgische Behandlung erforderlich werden. Dadurch wird der Tränenweg wieder durchgängig gemacht. Die Operation kann von außen oder innerlich von der Nase her erfolgen.

Verminderte Tränenbildung

„Trockenes" Auge

Beim „trockenen" Auge werden Binde- und Hornhaut zu wenig mit Tränenflüssigkeit benetzt. Dazu kommt es aus unterschiedlichen Ursachen, die nicht immer krankhaft sein müssen. Häufig beobachtet man die Austrocknung des Auges zum Beispiel durch Wind oder während der Heizperiode als Folge der zu trokkenen Luft in zentral beheizten Räumen. Ferner können Kontaktlinsen die abnorme Trockenheit der Augen begünstigen. Zu den typischen krankhaften Ursachen gehören Erkrankungen des Tränenapparats mit gestörter Tränenabsonderung und die trockene Bindehaut-Hornhaut-Entzündung.

Ursachen

Komplikation

Als Komplikation des „trockenen" Auges droht die übermäßige Austrocknung der Binde- und Hornhaut. Sie führt zu Reizungen, oft auch zu Sehstörungen.

Behandlungen

Zur gezielten Behandlung müssen die Ursachen durch fachliche Untersuchung möglichst genau ermittelt werden. Mit der Heilung der ursächlichen Erkrankung normalisiert sich dann auch der Tränenfilm wieder. Bis dahin kann künstliche Tränenflüssigkeit zur ergänzenden Behandlung verwendet werden.

Bei nicht krankhafter Ursache genügen die syntheti-

Synthetische Filmbildner

schen Filmbildner allein zur Therapie. Dabei handelt es sich um Augentropfen auf der Grundlage von Methylcellulose, Polyvidon oder Polyvinylalkohol. Aufgrund ihrer Zähflüssigkeit bilden sie einen lange auf Binde- und Hornhaut haftenden (viskosen) künstlichen Tränenfilm, der das vordere Auge vor Austrocknung und Reizungen schützt. Durchschnittlich müssen die Tropfen 4- bis 5mal täglich eingeträufelt werden.

Solche Filmbildner verwendet man auch, um harte Kontaktlinsen oder ein künstliches Auge zu benetzen, damit es nicht zu Reizungen kommt. Wer weiche Kontaktlinsen trägt, darf einige dieser Augentropfen nicht anwenden oder muß die Kontaktlinsen vorher entfernen und frühestens nach 15 Minuten wieder einsetzen. Das ergibt sich aus den Herstellerangaben im Beipackzettel.

Andere Arzneimittel

Wenn neben den Filmbildnern noch andere Arzneimittel am Auge angewendet werden, kann deren Verweil-(Kontakt-)zeit im Auge verlängert werden. Deshalb muß man solche Medikamente zeitversetzt anwenden, also nicht gleichzeitig mit Filmbildnern, sofern nicht darauf verzichtet werden kann. Das sollte mit dem Facharzt abgeklärt werden.

Nebenwirkungen

Als Nebenwirkungen der künstlichen Tränenflüssigkeit können in seltenen Fällen leichte Reizungen und Unverträglichkeitserscheinungen (wie Brennen, Rötung) auftreten. Sie erklären sich teils aus dem Filmbildner selbst, teils aus den zur Haltbarkeit zugesetzten Konservierungsstoffen. Ob die Tropfen bei solchen unerwünschten Begleiterscheinungen weiter verwendet werden sollen, muß der Augenarzt im Einzelfall entscheiden.

Die Ursachen werden nicht beseitigt

Die künstliche Tränenflüssigkeit kann natürlich immer nur symptomatisch wirken, nicht die Ursachen des „trockenen“ Auges beseitigen. Dazu ist eine zusätzliche Behandlung erforderlich, die bei Augenkrankheiten fachärztlich verordnet wird. Erklärt sich das „trockene“ Auge aus zu trockener Raumluft, muß ein elektrischer Luftbefeuchter verwendet werden, der die relative Luftfeuchtigkeit im Raum bei etwa 50 %

hält. Dadurch läßt sich das Problem zum Teil vollständig beseitigen, ohne daß zusätzlich Filmbildner verabreicht werden müssen.

Das „nasse" Auge

Ursachen

Zur vorübergehend vermehrten Absonderung von Tränenflüssigkeit kommt es oft durch psychische Einflüsse. Sie regen über das vegetative Nervensystem die Funktionen der Tränendrüsen an. Trauer und Schmerz sind häufige Ursachen des Weinens, aber auch Freude, Wut und Zorn. Praktisch alle psychischen Anspannungen können zum Weinen führen, das nach heutigem Wissen mit der Tränenflüssigkeit Streßhormone ausschwemmt. Deshalb fühlen wir uns nach dem Weinen meist erleichtert, die innere Spannung klingt ab, die durch Streßhormone veränderten Körperfunktionen normalisieren sich wieder.

Weinen schwemmt Streßhormone aus

Außerdem kann vermehrte Tränenabsonderung vorübergehend aus verschiedenen körperlichen Ursachen auftreten. Typisch ist das zum Beispiel, wenn ein Fremdkörper auf die Bindehaut gelangt. Durch vermehrte Abgabe von Tränenflüssigkeit versucht das Auge dann, ihn wieder auszuschwemmen (das gelingt aber nicht immer). Ferner provozieren Reizungen der Augen durch Kälte und UV-Strahlung den vorübergehenden Tränenfluß. Schließlich werden Entzündungen der Augen oft von vermehrter Tränenabsonderung begleitet.

Nützliche Reaktionen

Das psychisch verursachte Weinen und der vermehrte Tränenstrom bei Fremdkörpern im Auge sind nützliche Reaktionen und erfordern keine Therapie. Tränenfluß durch Temperatur- oder Strahlenreize lassen sich meist durch eine Schutzbrille vermeiden und müssen ebenfalls nicht behandelt werden. Die vermehrte Tränenabsonderung bei entzündlichen Augenkrankheiten normalisiert sich, sobald die ursächliche Entzündung durch gezielte Behandlung ausgeheilt wurde.

Ein chronisch „nasses" Auge mit ständig vermehr-

Chronisch „nasses" Auge

tem Tränenfluß entsteht meist, wenn der natürliche Abfluß der Tränenflüssigkeit behindert ist. Dazu kommt es bei Verengung oder Verlegung der zum Tränensack führenden Tränenröhrchen oder des Tränen-Nasen-Kanals. Die Tränen gelangen dann nicht mehr auf normalem Weg zur Nase, das Auge „läuft über", auch wenn die Tränenabsonderung der Drüsen nicht vermehrt ist.
Im Lauf der Zeit kann diese Störung zu Entzündungen führen, vorwiegend Vereiterung des Tränensacks. Deshalb darf man sich nie mit dem vermehrten Tränenfluß abfinden, er sollte bald durch einen kleinen chirurgischen Eingriff behandelt werden. Dabei stellt man den natürlichen Abfluß der Tränenflüssigkeit wieder her.

Erkrankungen der Hornhaut

Die Hornhaut ist empfindlich für Entzündungen und Infektionen

Die Hornhaut ist wegen ihrer Lage im vorderen Auge ähnlich wie die Bindehaut empfindlich für Entzündungen und Infektionen. Sie kommen relativ häufig vor und können die Bindehaut und/oder Regenbogenhaut mitbetreffen. Seltener treten degenerative Erkrankungen und abnorme Wölbungen der Hornhaut auf, die zum Teil anlagebedingt sind.

Entzündungen und Geschwüre

Oberflächliche Entzündung

Eine oberflächliche Entzündung der Hornhaut entsteht häufig nach einer leichten Verletzung, z. B. durch Staubkörnchen, Metallsplitter oder andere Fremdkörper sowie nach Verätzungen. Dadurch entwickelt sich ein entzündlicher Defekt der obersten Hornhautschicht. Er führt zu Augenschmerzen, Tränenfluß, Fremdkörpergefühl, Rötung, manchmal auch Lichtscheu des Auges und schmerzhaftem Krampf des Lids. Das Sehvermögen kann unterschiedlich stark beeinträchtigt werden.

Symptome

Rasche Behandlung ist notwendig

Infektion des Defekts

Diese oberflächliche Entzündung muß rasch behandelt werden, damit es nicht zur Infektion des Defekts kommt. Er führt zu einem Geschwür, erkennbar an einem grauweißen oder gelblich-grünen Flecken in der Hornhautmitte. Begleitet wird dieses Geschwür von stark eingeschränktem Sehvermögen, oft erheblichen Augenschmerzen und Verkrampfung des Lids. In der vorderen Augenkammer sammelt sich Eiter an.

Therapie mit Antibiotika

Das Risiko, daß aus einer oberflächlichen Hornhautentzündung ein Geschwür entsteht, ist relativ hoch. Deshalb kann im allgemeinen nicht auf die Therapie mit antibiotischen Augentropfen und -salben verzichtet werden. Auf der Hornhaut befindliche Fremdkörper müssen natürlich entfernt werden, sonst ist keine Heilung möglich; das bleibt dem Augenarzt vorbehalten.

Naturmedizinische Zusatzbehandlung

Die Naturmedizin ergänzt die antibiotische Behandlung von außen durch Augenbäder mit Augentrost und Kamille. Innerlich verwendet man homöopathische Mittel nach individueller Verordnung. Wenn keine Gefährdung mehr besteht, können die Antibiotika abgesetzt werden; man behandelt dann noch einige Zeit mit Naturheilmitteln nach, bis die Krankheit vollständig ausgeheilt ist.

Wenn sich durch verzögerte oder nicht korrekte Behandlung der oberflächlichen Hornhautentzündung ein Geschwür entwickelt hat, muß der Augenarzt intensiv behandeln, um weitere ernste Komplikationen zu verhüten. Vor allem droht beim eiternden Geschwür die Einschmelzung der Hornhaut, unter Umständen auch der grüne Star.

Augenärztliche Behandlung

In der Regel wird zunächst der Rand des Geschwürs chirurgisch behandelt, damit es sich nicht mehr ausbreitet; außerdem werden Antibiotika direkt unter die Bindehaut injiziert. Wenn das rechtzeitig erfolgt, heilt das Geschwür meist ohne Komplikationen aus.

Auch hier eignen sich wieder Naturheilmittel zur ergänzenden Behandlung und Nachsorge. Besonders wichtig ist die individuell richtige Homöopathie von innen, um die Selbstheilungsregulationen so zu aktivieren, daß das Hornhautgeschwür vollständig und ohne Folgeschäden abheilt. Die unterstützende äußerliche Therapie mit Augenbädern muß ebenfalls mit dem Therapeuten abgesprochen werden; nur er kann nach dem chirurgischen Eingriff am Rand des Geschwürs beurteilen, wann Augenbäder ohne Gefahr möglich sind.

Hornhauttransplantation in schweren Fällen

In schweren Fällen, wenn die Hornhaut stark geschädigt wurde, kann weder schul- noch naturmedizinisch medikamentös behandelt werden. Dann hilft nur noch die Hornhauttransplantation. Dabei wird die zerstörte Hornhaut entfernt und durch die konservierte eines Verstorbenen ersetzt. So weit kommt es bei rechtzeitiger Behandlung aber kaum.

Pilz- und Virusinfektionen

Herpesviren

Symptome

Entzündungen der Hornhaut entstehen oft durch Virusinfektionen. Im Vordergrund stehen dabei die verbreiteten *Herpesviren*. Sie erzeugen eine oberflächliche oder tiefe Entzündung der Hornhaut. Symptomatisch sind graue Rinnen und baumartige Strukturen, die man von außen an der Hornhaut erkennt, außerdem Bläschen der obersten Hornhautschicht, die nach einiger Zeit platzen.

Hartnäckiger Verlauf

Ganzheitliche Therapie ist wichtig

Die Herpesinfektion der Hornhaut verläuft oft hartnäckig und kann häufig wiederkehren. Mit jedem neuen Krankheitsschub nimmt das Risiko zu, daß ein Hornhautgeschwür entsteht, das die Hornhaut stark schädigen kann. Deshalb ist es wichtig, eine ganzheitliche Therapie durchzuführen, die für die Anregung der Abwehrkräfte des Körpers gegen die Viren sorgt.

Übliche schulmedizinische Behandlung

Die übliche schulmedizinische Behandlung besteht aus Augensalben, bei Bedarf entfernt man die oberste Hornhautschicht durch einen kleinen chirurgischen Eingriff. Wenn sich Herpesinfektionen der Hornhaut häufiger wiederholen, ist auch eine spezielle Impfung möglich, die im Körper spezifische Abwehrstoffe gegen die Viren erzeugt.

Naturmedizinische Ergänzung

Die Naturmedizin ergänzt die üblichen Augensalben durch homöopathische Behandlung von innen. Die dazu notwendigen Wirkstoffe müssen individuell vom Therapeuten verordnet werden, nur dann können sie gezielt die Abwehrregulationen gegen die Virusinfektion aktivieren. Die äußerliche Behandlung durch Augenbäder hilft bei Virusinfektionen wenig, kann aber durchgeführt werden, um die Widerstandskraft der Augen allgemein zu verbessern.

Individuelle homöopathische Mittel

Wenn sich bei hartnäckigem Verlauf ein Hornhautgeschwür entwickelt, kann unter Umständen nur noch die Transplantation einer neuen Hornhaut helfen.

Zosterviren

Auch bei Infektion mit *Zosterviren*, die Windpocken und Gürtelrose verursachen, kann es zur Beteiligung der Augen kommen. Bei dieser Form betrifft die Virusinfektion zunächst den Versorgungsbereich des 1. Trigeminusasts (Trigeminus heißt der Drillingsnerv im Gesicht) und erzeugt auf der einen Gesichtshälfte auf Stirn, Oberlid und an der Nasenwurzel die typischen Bläschen. Von hier aus kann die Infektion auf die Hornhaut und/oder Bindehaut übergreifen. An der Hornhaut kommt es dann zu Bläschen, die in Geschwüre übergehen und Teile der Hornhaut zerstören. In schweren Fällen wird die Augeninfektion von Lähmungen der Augenmuskeln begleitet oder führt zum grünen Star.

Symptome

Behandlung

Zur Behandlung der Zosterinfektion wird der Facharzt spezielle Augensalben verordnen. Bei schweren geschwürigen Hornhautschäden kann die Einpflanzung einer neuen Hornhaut erforderlich werden. Naturmedizinisch wird die Behandlung durch individuelle Homöopathie ergänzt, um die Selbstheilungsregulationen anzuregen.

Die ohne Komplikationen überstandene Zosterinfektion der Hornhaut neigt nicht wie Herpesinfektionen zu häufigen Rückfällen.

Kerato-Konjunktivitis-Viren

Schließlich gibt es noch die epidemische Hornhaut-Bindehaut-Entzündung durch Infektion mit *Kerato-Konjunktivitis-Viren*. Sie werden oft durch verunreinigte Tropfpipetten bei unvorsichtiger Anwendung von Augentropfen übertragen, sind aber wahrscheinlich auch in Staub enthalten, der ins Auge gelangen kann. Die oft einseitig verlaufende Erkrankung beginnt 4–

10 Tage nach der Ansteckung mit Fremdkörpergefühl im Auge, starkem Tränenfluß, Schwellung und Rötung des Auges und Anschwellung am Lid. In der Regel wird zunächst die Bindehaut betroffen, erst danach die Hornhaut. Durch die Hornhautentzündung wird das Sehvermögen stärker beeinträchtigt. In der Hornhautmitte erkennt man münzenförmige Infiltrate (Einlagerungen), die durch Ansammlung von Entzündungszellen entstehen.

Symptome

Behandlung

Die Krankheit bildet sich im allgemeinen nach 2–3 Wochen zurück. Zur Therapie verordnet der Augenarzt spezielle Salben, innerlich soll zusätzlich homöopathisch behandelt werden, damit das Immunsystem gegen die Viren aktiviert wird. Nach der Rückbildung können noch längere Zeit Infiltrate bestehen bleiben. Bei kompliziertem Verlauf drohen bleibende Infiltrate, außerdem kann es zur Entzündung der Regenbogenhaut und des Ziliarkörpers kommen.

Pilzinfektionen der Hornhaut nehmen zu

Zunehmend beobachtet man heute Pilzinfektionen der Hornhaut. Das erklärt sich aus verschiedenen, erst teilweise bekannten Gründen, die nicht nur Pilzinfektionen der Hornhaut, sondern auch der Haut, Atemwege und anderer Organe begünstigen. Eine Rolle spielt dabei vermutlich oft die übliche Fehlernährung mit zu vielen denaturierten Kohlenhydraten (wie Süßigkeiten), die allgemein ein günstiges Milieu für Pilze schafft.

Antibiotika begünstigen Infektionen der Hornhaut

Speziell an den Augen kommt hinzu, daß bei Entzündungen immer noch unkritisch zu oft Antibiotika und Kortikosteroide verordnet werden. Diese Arzneimittel begünstigen Infektionen der Hornhaut durch die in der Umgebung ständig vorhandenen Pilze (z. B. die verbreiteten Schimmelpilze).

Verlauf der Pilzerkrankung

Die Pilzerkrankung der Hornhaut verläuft wie das bereits vorgestellte Hornhautgeschwür. Typisch sind oft rahmweiße Flecken auf der Hornhaut, während bei Infektion mit anderen Erregern in der Regel grauweiße oder grünlich-gelbe Flecken bestehen.

Therapie

Zur Therapie muß der Facharzt spezielle Arzneimittel mit pilztötender Wirkung (Antimykotika) verordnen, die bei rechtzeitiger Anwendung die Pilzinfektion meist bald ausheilen. Wenn die geschwürige Entzündung die Hornhaut stark geschädigt hat, muß allerdings oft ein Hornhauttransplantat eingesetzt werden. Die Naturmedizin kann bei Pilzinfektionen nicht so zuverlässig helfen. Möglich ist, durch homöopathische Wirkstoffe die Abwehrfunktionen gezielt gegen die Pilzerkrankung anzuregen, aber das macht die Antimykotika meist nicht überflüssig. Äußerliche Anwendungen, z. B. die Augenbäder, sind zu wenig wirksam bei Pilzinfektionen, darauf kann man meist verzichten.

Naturmedizin kann nicht zuverlässig helfen

Degenerative Hornhauterkrankungen

Die Degeneration der Hornhaut umfaßt als Oberbegriff verschiedene nichtentzündliche Veränderungen, die zum Teil angeboren sind, teils erst im Lauf des Lebens als Folge anderer Hornhauterkrankungen entstehen. Es führte zu weit, sie hier alle anzuführen; Diagnose und Therapie bleiben ohnehin dem Facharzt vorbehalten. Als Beispiele seien die folgenden genannt:

Verschiedene nichtentzündliche Veränderungen

- *Angeborene Degeneration der Hornhaut* mit gitterartiger, fleckiger, knötchenförmiger oder bröckeliger Hornhauttrübung, die oft schon im 3. Lebensjahrzehnt beginnt.
- *Arcus lipoides corneae*, eine ringförmige weißliche Trübung der Hornhautperipherie durch Fett- und Kalkeinlagerungen; bei jüngeren Menschen deutet das meist auf erhöhte Blutfettwerte mit Gefahr frühzeitiger Arterienverkalkung hin, im höheren Alter entsteht diese Degeneration als „Greisenbogen“ oft unabhängig von den Blutfetten durch Altersvorgänge.
- *Oberflächliche Degeneration der Hornhaut* mit häufig wiederkehrendem Gewebsschwund oder körnigen Ablagerungen an der Rückseite der Hornhaut.

Angeborene Degeneration der Hornhaut

Arcus lipoides corneae

Oberflächliche Degeneration der Hornhaut

Alle degenerativen Erkrankungen der Hornhaut sind schwierig zu behandeln. Die Naturmedizin setzt hauptsächlich homöopathische Wirkstoffe und Zellextrakte innerlich und örtlich ein, um die Regeneration anzuregen. Das gelingt aber oft nicht oder nur bedingt. Wenn die fortschreitende Trübung der Hornhaut das Sehvermögen zu stark beeinträchtigt, hilft meist nur die Transplantation elner neuen Hornhaut.

Abnorme Wölbung der Hornhaut

Astigmatismus

Anomalien der Hornhautwölbung führen zum Astigmatismus, der bei den Brechungsfehlern der Augen (s. S. 56) bereits beschrieben wurde. Da die Wölbungsanomalie den Strahlengang des Lichts deformiert, können sich die parallel einfallenden Strahlen nicht im Brennpunkt auf der Netzhaut sammeln, man sieht in keiner Entfernung scharf.

Hornhautkegel

Die abnorme Wölbung kann sich aus Vernarbungen der Hornhaut nach Entzündungen erklären. Häufig besteht aber auch ein *Hornhautkegel* (Keratokonus), eine kegelförmige Vorwölbung der Hornhaut, die nach Entzündungen zurückbleiben kann. Oftmals ist sie aber anlagebedingt und wird vererbt; dann spielen wahrscheinlich noch hormonelle Einflüsse eine Rolle, die bisher zu wenig geklärt sind.

Behandlung

Im Einzelfall kann eine chirurgische Korrektur der Wölbungsanomalie angezeigt sein. Oft erweist es sich aber als notwendig, den Brechungsfehler durch eine Brille oder Kontaktlinsen zu korrigieren. Medikamentös läßt sich die abnorme Wölbung der Hornhaut nicht beeinflussen.

Iris- und Lederhautkrankheiten

Entzündungen sind die wichtigsten Erkrankungen

Die wichtigsten Erkrankungen der Regenbogen- und Lederhaut des Auges sind Entzündungen. Sie können entstehen, wenn die Entzündung eines anderen Teils des Auges (z. B. Bindehaut) sich ausbreitet, stehen zum Teil aber auch mit Erkrankungen ausserhalb der Augen in Beziehung.

Entzündung der Iris

Ursachen

Die Entzündung der Regenbogenhaut entwickelt sich oft als Komplikation einer Erkrankung der Hornhaut, Lederhaut, seltener der Netzhaut. Auch nach Augenverletzungen kann eine *Iritis* auftreten, die dann durch bakterielle Infektion oft eitrig verläuft. Ferner beobachtet man die Entzündung häufiger bei rheumatischen Krankheiten oder chronischen Krankheitsherden (z. B. an Zahnwurzeln, Mandeln), die ständig Krankheitsstoffe in den Körper abgeben, aber selbst kaum Symptome verursachen. Seltener tritt die Iritis im Verlauf der Gicht, Tuberkulose oder der Geschlechtskrankheiten Syphilis und Tripper auf. Schließlich ist auch an allergische Reaktionen der Regenbogenhaut zu denken, die heute (wie alle Allergien) vermehrt vorkommen.

Iritis

Oft wird die Irisentzündung von einer Entzündung des Ziliarkörpers begleitet, an dem die Iriswurzel fixiert ist. Diese kombinierte Krankheit bezeichnet man als *Iridozyklitis*.

Iridozyklitis

Symptome

Symptomatisch für die akute Iritis ist der gerötete Augapfel und die leicht geschwollene, verwaschen und verfärbt wirkende Regenbogenhaut. Die Pupille verengt sich, das Oberlid hängt herab. Außerdem bestehen Augenschmerzen, Lichtscheu und Sehstörungen. Bei der Iridozyklitis erkennt man deutlich die Rötung der vom Ziliarkörper ausgehenden Blutgefäße der Bindehaut.

Chronisches Stadium

Wenn die akute Entzündung nicht konsequent behandelt wird, geht sie leicht ins chronische Stadium über. Die Augenschmerzen lassen dann nach, das hängende Oberlid bildet sich zum Teil zurück. Auf der Rückseite der Hornhaut erscheinen punktförmige Trübungen, die Iris kann mit der Linse verkleben und die Pupille entrunden. Manchmal bilden sich auch entzündliche Knötchen. Bei der oberflächlichen Entzündung entsteht in der vorderen Augenkammer eine wolkige Flüssigkeit, die das Sehvermögen behindert.

Komplikationen

Als Komplikationen der Iritis drohen unter Umständen dauernde Trübungen des Glaskörpers mit ständigen Sehstörungen, Entzündungen des Sehnerven, manchmal auch grauer oder grüner Star. Durch rechtzeitige Therapie lassen sich solche Folgen aber meist verhüten.

Fachärztliche Behandlung

Die Behandlung muß immer fachärztlich erfolgen. Augentropfen mit Kortikosteroiden sind oft unverzichtbar, um die Entzündung bald zu unterdrücken.

Häufige Rückfälle

Allerdings bedeutet das häufig keine völlige Heilung, nicht selten kommt es immer wieder zu Rückfällen. Deshalb empfiehlt es sich, die schulmedizinische Therapie durch Naturheilverfahren zu ergänzen. Die günstigsten Aussichten auf baldige Heilung bietet die innerliche Anwendung der individuell richtig ausgewählten homöopathischen Mittel, um die Selbstheilungsregulationen zu aktivieren.

Homöopathie

Darüber hinaus können Zubereitungen aus homöopathischen Wirkstoffen und regenerierenden Zellextrakten in Form von Augentropfen zur unterstützenden Behandlung von außen angewendet werden. Selbsthilfe ist nicht möglich, die geeigneten naturmedizinischen Heilmittel muß der erfahrene Therapeut verordnen.

Die Lederhautentzündung

Seltene Erkrankung

Entzündungen an der Lederhaut der Augen kommen relativ selten vor. Meist entstehen sie als Komplikation einer nicht richtig behandelten Bindehaut- oder Irisentzündung. In der Regel handelt es sich um eine genau begrenzte, buckelartige Entzündung, die teils oberflächlich bleibt, zum Teil aber auch tiefere Schichten der Lederhaut betrifft.

Die Krankheit erzeugt meist nur mäßige unklare Beschwerden, die von den Betroffenen oft lange nicht beachtet werden.

Druckschmerzhaftigkeit des Auges

Typisch ist die unterschiedlich starke Druckschmerzhaftigkeit des Auges, an die man sich in leichteren Fällen gewöhnen kann. Manchmal wirkt das Weiße des Auges gerötet. Nur bei schwererem Verlauf kann es zu Sehstörungen kommen.

Therapie

Zur Therapie der Lederhautentzündung kann der Naturmediziner in leichteren Fällen zunächst versuchen, ob die individuell richtigen homöopathischen Wirkstoffe genügen. Diese interne Behandlung kann durch Augentropfen mit abwehrsteigernden und regenerierenden Bestandteilen ergänzt werden.

Augentropen mit Kortikosteroiden

Wenn das nicht bald hilft oder von Anfang an eine schwerer verlaufende Lederhautentzündung mit Sehstörungen vorliegt, darf zunächst auf Augentropfen mit Kortikosteroiden kaum verzichtet werden, die durch Naturheilmittel unterstützt werden. Die ursächlichen anderen Krankheiten müssen zusätzlich gezielt behandelt werden, sonst heilt die Lederhautentzündung nicht aus.

Erkrankungen der Netzhaut

Erkrankungen können zu erheblichen Sehstörungen führen

Da die Netzhaut das umgekehrte Abbild der betrachteten Objekte aufnimmt und in Nervenimpulse umsetzt, können Erkrankungen zu erheblichen Sehstörungen führen. Außer Entzündungen kommen vor allem Netzhautablösungen und -degenerationen sowie Arterien- und Venenverschlüsse der Netzhautgefäße vor. Alle diese Erkrankungen sind so ernst, daß rasche fachliche Hilfe notwendig ist, um bleibende Störungen des Sehvermögens zu verhindern.

Rasche fachliche Hilfe ist notwendig

Entzündungen der Netzhaut

Ursachen

Eine Netzhautentzündung betrifft häufig auch die darunter befindliche Aderhaut mit. Die typische Form entsteht durch Infektion mit Erregern oder Bakteriengiften, die mit dem Blut in das Auge gelangen. Nicht selten besteht zunächst eine Entzündung der Regenbogenhaut, die auf die Netzhaut übergreifen kann.

Allergische Ursachen

Immer häufiger wird die Krankheit auch durch allergische Reaktionen verursacht. Die Diagnose der Ursachen, nach der sich die Therapie richtet, ist nur durch fachliche Untersuchung möglich.

Außerdem gibt es einige Sonderformen der Netzhautentzündung, und zwar:

Retinitis haemorrhagica

- *Retinitis haemorrhagica* mit zahlreichen kleinen Blutungen in der Netzhaut, die durch allergische Reaktionen oder örtliche Durchblutungsstörungen entsteht.

Retinitis hypertonica

- *Retinitis hypertonica* mit Netzhautblutungen und Gefäßveränderungen an Arterien und Venen der Netzhaut, eine Folge des hohen Blutdrucks.

Retinitis angiospastica

- *Retinitis angiospastica*, die allerdings nur bedingt zu den Netzhautentzündungen gehört, denn im Vordergrund steht dabei die Gefäßverkrampfung; sie entsteht durch Nierenschädigung mit Bluthochdruck, wenn die Nieren den gefäßverengenden Stoff Renin absondern.

Retinitis pigmentosa

Ferner kennt man die *Retinitis pigmentosa*, die besser als *nichtentzündliche Retinopathie* bezeichnet wird. Dabei handelt es sich nämlich nicht um einen entzündlichen, sondern einen degenerativen Prozeß (s. Degeneration der Hornhaut).

Symptomatik

Die Symptomatik der Retinitis hängt vor allem vom Sitz des Entzündungsherds ab. Wenn er sich im Zentrum der Netzhaut befindet, wird das Sehvermögen stark eingeschränkt. Bei entzündlichen Veränderungen an der Peripherie der Netzhaut bleibt die Sehkraft weitgehend erhalten; es treten dabei Ausfälle des Gesichtsfelds auf, die von den Patienten so beschrieben werden, als würde über einen Teil des normalen Gesichtsfelds ein schwarzer Vorhang gezogen. Die zuverlässige Diagnose bleibt stets dem Facharzt vorbehalten.

Therapie

Zur Therapie wendet man bei bakteriellen Netzhautentzündungen Antibiotika an, allergische Reaktionen müssen meist durch Kortikosteroide behandelt werden. Zum Teil gibt man die Kortikosteroide auch gemeinsam mit Antibiotika, um die Entzündung schneller zu unterdrücken. Bei blutender Entzündung sind zusätzlich Arzneimittel erforderlich, mit denen die Gefäße der Netzhaut abgedichtet werden. Alle diese Medikamente verordnet der Augenarzt. Er muß frühzeitig zugezogen werden, um Komplikationen der Retinitis zu verhüten, z. B. bleibende Sehstörungen oder Ablösung der Netzhaut.

Homöopathie als Ergänzung

Die Naturmedizin ergänzt die obige Therapie durch individuell richtig ausgewählte homöopathische Wirkstoffe. Sie aktivieren die Abwehrfunktionen gegen die Ursachen der Entzündung. Nach Besserung der akuten Retinitis sollten sie noch längere Zeit verabreicht werden, um die Netzhaut vollständig zu regenerieren.

Mögliche Grundkrankheiten müssen beseitigt werden

Neben der gezielten Behandlung der Netzhautentzündung müssen natürlich die möglichen Grundkrankheiten beseitigt werden, insbesondere hoher Blutdruck und Nierenleiden. Auch dabei kann individuelle Homöopathie allein oder ergänzend neben schulmedizinischer Therapie angezeigt sein.

Die Netzhautablösung

Kommt relativ oft vor

Bei dieser relativ oft vorkommenden Erkrankung lösen sich Teile der Netzhaut von der darunter befindlichen Aderhaut ab. In der Regel wird zunächst nur ein Auge betroffen; es besteht aber das hohe Risiko, daß später auch am anderen Auge eine Ablösung der Netzhaut auftritt.

Gesundes Auge regelmäßig untersuchen

Deshalb muß vorsorglich regelmäßig das gesunde Auge untersucht werden, damit man eine beginnende Ablösung der Netzhaut frühzeit erkennt und behandelt.

Ursachen

Auslöser der Netzhautablösung sind vor allem chronische Entzündungen, manchmal auch Geschwülste oder Verletzungen. Dadurch kommt es zu einem degenerativen Defekt der Netzhaut, es bildet sich ein Loch. Möglich ist aber auch die Schrumpfung des Glaskörpers, der von der Netzhaut zurückweicht und dabei ein Loch in sie reißt.

Durch die Öffnung in der Netzhaut dringt nun dauernd Flüssigkeit aus dem Glaskörper ein. Sie schiebt sich zwischen die Stäbchen-Zapfen-Schicht der Netzhaut und die Aderhaut. Dadurch werden die beiden Häute zunächst im Bereich des Defekts voneinander abgelöst.

Wenn diese beginnende Netzhautablösung nicht rechtzeitig erkannt und behandelt wird, hebt die Flüssigkeit aus dem Glaskörper immer mehr Netzhaut von der Aderhaut ab. Im fortgeschrittenen Stadium ist die Netzhaut nur noch mit dem Austritt des Sehnerven (blinder Fleck) am Hintergrund des Augapfels und vorne mit dem Ziliarkörper verbunden, der Rest hat sich völlig von der Aderhaut getrennt.

Fortgeschrittenes Stadium

Frühsymptome

Frühsymptome einer beginnenden Netzhautablösung sind unklare leichtere Sehstörungen. Sie werden erfahrungsgemäß oft nicht beachtet; das andere Auge sieht ja meist noch normal und gleicht die Sehstörungen bis zu einem gewissen Grad aus.

> Alle unklaren Sehstörungen, die länger als 2–3 Tage dauern, müssen vorsorglich fachärztlich untersucht werden, damit eine mögliche Ablösung der Netzhaut erkannt und sofort behandelt werden kann.

Therapie

Die Therapie besteht in einem kleinen chirurgischen Eingriff unter örtlicher Betäubung. Dabei wird das beginnende oder bereits entstandene Loch in der Netzhaut heute mit Laserstrahlen wieder „versiegelt“.

Lichtblitze

Kurz vor dem vollständigen Durchbruch des Lochs durch die Netzhaut nimmt man als Warnzeichen häufig Lichtblitze wahr. Wenn das Loch dann entstanden ist, führt es oft zur Wahrnehmung eines schwarzen Flecks oder spinnennetzartiger Strukturen. Die beginnende Ablösung der Netzhaut schränkt das Gesichtsfeld teilweise ein; dabei scheint sich eine Art schwarzer Vorhang über Teile des betroffenen Auges zu schieben. Schreitet die Ablösung unbehandelt weiter fort, wird das Gesichtsfeld immer stärker eingeschränkt, im Endstadium ist das betroffene Auge erblindet.

Einschränkung des Gesichtsfelds

Risikopatienten

Solche ausgedehnten Ablösungen der Netzhaut kommen seltener vor. Hauptsächlich gefährdet sind kurzsichtige Menschen mit anlagebedingtem übermäßigem Längenwachstum des Augapfels. Dadurch wird die

Netzhaut ständig überdehnt und löst sich deshalb leichter von der Aderhaut ab.
Es gibt zwar Versuche, durch naturmedizinische Verfahren (vor allem Homöopathie) den Krankheitsprozeß zu stoppen und wieder zu bessern, aber sie schlagen häufig fehl. Die zuverlässigste Therapie besteht in einem chirurgischen Eingriff, der in Vollnarkose durchgeführt werden muß. Dabei wird die Aderhaut zur Netzhaut geschoben, dann „verschweißt" man die beiden Häute mit Laserstrahlen wieder. Sobald die eingedrungene Flüssigkeit auf natürliche Weise aufgesogen wurde, legt sich die Netzhaut wieder fest an die Aderhaut.

Chirurgischer Eingriff ist die zuverlässigste Therapie

Die Prognose der chirurgischen Therapie ist unterschiedlich gut. Wenn die Ablösung noch nicht den „gelben Fleck" (= Stelle des schärfsten Sehens am Augenhintergrund) betrifft, kann man nach der Operation in der Regel wieder normal sehen. Bei einer ausgedehnten Netzhautablösung dagegen bleibt das Sehvermögen nach der Operation meist dauerhaft eingeschränkt. Die frühzeitige Untersuchung und Therapie ist beim Verdacht auf Netzhautablösung also ungemein wichtig, um bleibende Schäden zu verhüten.

Prognose der chirurgischen Therapie

Degeneration der Netzhaut

Die nichtentzündlichen degenerativen Erkrankungen der Netzhaut sind zum Teil anlagebedingt und führen dann häufig bereits bei Kindern und Jugendlichen zu ausgeprägten Sehstörungen. Häufig treten die Degenerationen aber erst jenseits der Lebensmitte bei Schäden (Arteriosklerose) der kleinsten Gefäße der Aderhaut auf; dadurch kommt es zur Mangeldurchblutung der Netzhaut mit allmählicher Degeneration.

Zum Teil anlagebedingt

Häufig erst jenseits der Lebensmitte

Die Krankheit betrifft in der Regel zunächst die Mitte der Netzhaut, also auch den „gelben Fleck" als Stelle des schärfsten Sehens. Deshalb wird zuerst das zentrale Gesichtsfeld deutlicher eingeschränkt. Im weiteren Verlauf breitet sich die unbehandelte Degenera-

Zentrales Gesichtsfeld wird eingeschränkt

tion zur Peripherie der Netzhaut hin aus, das Gesichtsfeld wird von innen nach außen fortschreitend verringert, bis schließlich nur noch die äußeren Ränder des Gesichtsfelds vorhanden sind.

Sonderformen

Außer der Netzhautdegeneration durch Arterienverkalkung, die wohl am häufigsten vorkommt, gibt es noch einige Sonderfornen. Die nicht ganz korrekt als *Retinitis angiospastica* bezeichnete Form mit Verkrampfung der Gefäße bei Bluthochdruck und Nierenschäden wurde bereits bei der Netzhautentzündung angeführt. Daneben sind vor allem die folgenden beiden Formen der Degeneration zu nennen:

Retinopathia diabetica

- *Retinopathia diabetica*, eine häufigere Folge der Zuckerkrankheit, die nach längerem Verlauf vor allem dann eintritt, wenn der Blutzuckerspiegel nicht konsequent unter Kontrolle gehalten wird. Dadurch entstehen Schäden an den Gefäßen, die nicht mehr rückgängig gemacht werden können.
  Bei der juvenilen Form, die beim Diabetes Typ I schon im jugendlichen Lebensalter eintritt, führt die Degeneration zur Verdickung der Gefäßwände und algenähnlicher Sprossung der Netzhautvenen, außerdem erweitern sich die Venenäste, und an den kleinsten Blutgefäßen (Kapillaren) kommt es zu abnormen Ausbuchtungen.
  Bei der senilen Form, die ältere Patienten mit Diabetes Typ II betrifft, entwickelt sich die Verdikkung der Gefäßwände mit fettigen Degenerationsherden am hinteren Teil der Netzhaut, ferner treten punkt- und strichförmige Blutungen und schließlich Gefäßwucherungen in den Glaskörper auf.

Retinopathia pigmentosa

- *Retinopathia pigmentosa*, eine meist erbliche, gelegentlich aber auch durch andere Krankheiten (z. B. Masern) entstandene Degeneration der Netzhaut, die zu Verengung der Gefäße, Untergang der Nervenelemente der Netzhaut, Schwund des Sehnerven und Ablagerung von Pigmenten (Farbstoffe) führt. Die Degeneration beginnt am Rand der Netzhaut und breitet sich zum Zentrum aus. Symptomatisch sind zunächst Einschränkungen des Gesichtsfelds und Nachtblindheit, bei fortgeschrittener Degeneration droht völlige Erblindung.

Therapie ist immer schwierig

Die Therapie degenerativer Netzhautkrankheiten ist immer schwierig, die Prognose gilt langfristig als ungünstig. Es muß also oft mit hochgradiger Sehschwäche oder völliger Blindheit gerechnet werden.

Ungünstige Prognose

Innerhalb gewisser Grenzen kann man versuchen, der Degeneration der Netzhaut vorzubeugen. Dazu muß eine ursächliche Arterienverkalkung, Bluthochdruck und/oder chronische Nierenkrankheit rechtzeitig und konsequent behandelt werden, ehe es zu stärkeren Schäden an den Netzhautgefäßen kommt. Bei Zukkerkrankheit muß unbedingt versucht werden, den Blutzuckerspiegel durch Diät, Bewegung und Arzneimittel nach Bedarf ständig unter Kontrolle zu halten, damit die Retinopathia diabetica als Spätfolge verzögert oder vermieden werden kann.

Grundkrankheit muß konsequent behandelt werden

Naturheilverfahren eignen sich gut zur Behandlung

Alle zur Vorsorge notwendigen Maßnahmen verordnet der Therapeut. Naturheilverfahren eignen sich dazu besonders gut, weil sie auch bei der meist erforderlichen Dauerbehandlung verträglich bleiben. Die geeigneten natürlichen Heilmittel werden je nach individuellem Zustand fachlich ausgewählt.

Umstellung falscher Ernährungsgewohnheiten oder Diabetikerdiät sind praktisch immer angezeigt, außerdem verschiedene pflanzliche und homöopathische Medikamente, Enzym-, Sauerstoff-, Ozontherapie und andere wirksame Heilverfahren. Insulininjektionen sind bei jugendlichem Typ-I-Diabetes in der Regel unverzichtbar, beim Altersdiabetes Typ II dagegen meist überflüssig.

Zusätzliche fachärztliche Medikamente

Speziell zur Vorbeugung und Therapie beginnender Degeneration an der Netzhaut verordnet der Facharzt zusätzlich durchblutungsfördernde und gefäßabdichtende Medikamente, die innerlich und äußerlich verabreicht werden.

Laserbehandlung

Manchmal kann eine beginnende Degeneration durch Laserstrahlen zum Stillstand gebracht werden; dazu werden zum Beispiel einzelne kleine Gefäßausbuchtungen der Netzhaut gezielt durch Laser bestrahlt. Unter Umständen verbessern auch Brillen mit stark vergrößernden Linsen das Sehvermögen wieder.

Die Naturmedizin kann bei Degeneration der Netzhaut auch keine Wunder mehr bewirken. Trotzdem sollte die schulmedizinische Behandlung unbedingt durch Naturheilverfahren ergänzt werden. Auch wenn sie nicht heilen, können sie im Einzelfall doch den Krankheitsprozeß aufhalten oder das Sehvermögen sogar wieder verbessern. Dazu sind vor allem verschiedene homöopathische Wirkstoffe und homöopathisch zubereitete Zellextrakte angezeigt, die eine gewisse Regeneration der Netzhaut bewirken können. Diese Behandlung erfolgt innerlich und äußerlich nach Verordnung des Therapeuten.

Ergänzung der Schul- durch Naturmedizin

Arterien- und Venenverschluß

Blutversorgung der Netzhaut

Verschluß durch Blutgerinnsel

Die Blutversorgung der Netzhaut erfolgt über eine Zentralarterie und eine Zentralvene, die sich dann in kleinere Äste verzweigen. Diese beiden großen Blutgefäße können durch Blutgerinnsel verschlossen werden, so daß es zur Mangeldurchblutung der Netzhaut kommt. Das führt zu erheblichen Sehstörungen bis zur völligen Erblindung. In der Regel ist nur ein Auge betroffen.

Ursachen

Kommt bei älteren Menschen häufiger vor

Folgen

Der Verschluß der zentralen Netzhautarterie wird meist durch arteriosklerotische Gefäßschäden und/oder Bluthochdruck verursacht. Deshalb kommt die Krankheit bei älteren Menschen häufiger vor. In schweren Fällen erblindet das betroffene Auge plötzlich durch den Arterienverschluß. Häufiger kommt es aber „nur“ zu erheblichen Ausfällen des Gesichtsfelds, meist des unteren oder oberen Teils. Die Patienten beschreiben das häufig so, als würde der betroffene Anteil des Gesichtsfelds mit einem schwarzen Vorhang überzogen.

Sofort den Augenarzt aufsuchen!

Therapie

Wenn solche Symptone auftreten, muß unverzüglich der Augenarzt aufgesucht werden, denn nur die sofortige Behandlung kann das Sehvermögen wieder bessern. Zur Therapie setzt man meist durchblutungsfördernde Medikamente ein. Unter Umständen kann aber nur die Operation helfen, bei der man den

Arterienverschluß wieder entfernt; sie ist aber nicht immer möglich.

Arteriosklerose und Bluthochdruck müssen behandelt werden

Zur Vorbeugung und Nachbehandlung des Zentralarterienverschlusses ist es unerläßlich, Arteriosklerose und/oder Bluthochdruck gezielt zu behandeln. Das erfolgt allgemein durch Umstellung der üblichen falschen Ernährungs- und Lebensgewohnheiten und durch verschiedene Naturheilverfahren, vor allem individuelle Homöopathie, Enzym-, Sauerstoff- und Ozontherapie. Zusätzlich werden häufig spezielle Arzneimittel zur örtlichen Anwendung am Auge verordnet, um die Durchblutung zu verbessern und die Elastizität der Gefäßwände zu erhalten.

Thrombose der Netzhautvene

Wenn ein Blutpfropf (Thrombose) die zentrale Netzhautvene verschließt, führt das zum verschwommenen und verzerrten Sehen. Auch dabei spielen oft Blutgerinnungs- und Durchblutungsstörungen eine ursächliche Rolle. Ältere Menschen erkranken häufiger daran, aber auch bei jüngeren kommt die Krankheit bereits vor. Vor allem bei jüngeren Patienten bessert sich das Sehvermögen oft allmählich wieder, aber das kann Wochen bis Monate dauern. Bei älteren Menschen gilt die Prognose als ungünstiger. Zwar kann auch bei ihnen das Sehvermögen allmählich gebessert werden, oft treten aber immer wieder Rückfälle und schließlich auch Blutungen auf. Das Sehvermögen verschlechtert sich deshalb häufig immer mehr. Unabhängig vom Alter kann nach Monaten als Komplikation der grüne Star entstehen.

Ungünstige Prognose bei älteren Menschen

Sofortige Behandlung ist wichtig

Auch beim Zentralvenenverschluß ist die sofortige Behandlung unentbehrlich. Sie erfolgt meist durch Arzneimittel, die abnorme Blutgerinnung hemmen und die Gefäße abdichten. Manchmal kann eine Operation angezeigt sein, um den Venenverschluß zu beseitigen. Die Therapie muß längere Zeit durchgeführt werden, bei älteren Menschen oft lebenslang, um Rückfällen so gut wie möglich vorzubeugen.

Ergänzende Naturmedizin

Die Naturmedizin ergänzt die Therapie vor allem durch Homöopathie, teils auch durch Enzyme, Sauerstoff- und Ozonbehandlung. Fehler der Ernährungs- und Lebensweise, die zur abnornem Blutgerinnung beitragen und die Venen schädigen, müssen konsequent geändert werden.

Rauchen muß aufgegeben werden!

Bei beiden Verschlußkrankheiten ist es dringend angezeigt, das Rauchen aufzugeben. Das Gefäßgift Nikotin und andere Schadstoffe im Rauch erhöhen deutlich das Risiko, an Arterienverkalkung, Bluthochdruck und Gerinnungsstörungen zu erkranken; das gilt natürlich nicht nur für die Gefäße der Netzhaut, sondern für das gesamte Gefäßsystem des Körpers. Wer auf das Rauchen nicht verzichtet, muß häufiger mit Rückfällen und zunehmend schlechterem Sehvermögen rechnen.

Der graue Star

Trübung der Augenlinse

Katarakt

Als grauen Star bezeichnet man eine Trübung der Augenlinse, die vor allem im Alter auftritt. Sie kann aber auch angeboren sein oder im Lauf des Lebens durch schädliche Einflüsse auf die Linse entstehen. Die medizinische Bezeichnung *Katarakt* geht auf die Vorstellung persischer Ärzte zurück, daß der graue Star durch das Eindringen von Flüssigkeit ins Auge verursacht wird. Deshalb sprach man früher von der „Wasserfall-Krankheit“ (Katarakt = Wasserfall, Stromschnelle). Diese Erklärung der mittelalterlichen persischen Ärzteschule trifft zwar nicht zu, aber der Fachbegriff Katarakt wurde bis heute beibehalten.

Formen des grauen Stars

Verschiedene Formen der Krankheit

Typisch für den grauen Star ist zwar immer die Trübung der Linse, aber es gibt nicht nur einen grauen Star, sondern verschiedene Formen der Krankheit. Nach den Ursachen unterscheidet, man die angeborenen und im Lauf des Lebens erworbenen Formen sowie den Altersstar etwa ab dem 60. Lebensjahr.

Angeborener Star

Beim angeborenen grauen Star kommt es zu einer Trübung der Eiweißstoffe in der Augenlinse. Dadurch wird sie allmählich undurchsichtig. Die Trübung kann die gesamte Linse oder nur Teile davon betreffen; dementsprechend wird das Sehvermögen unterschiedlich beeinträchtigt.

Trübung der Eiweißstoffe in der Augenlinse

Hauptsächlich unterscheidet man beim angeborenen grauen Star die folgenden Arten:

Cataracta totalis

- *Cataracta totalis*, eine Trübung der gesamten Augenlinse; sie wird zum Teil vererbt, teils entsteht sie durch eine Schädigung der Linse vor der Geburt, wenn die werdende Mutter an Virusinfektionen (wie Masern, Mumps, Röteln, Windpokken) erkrankt. Die gesamte Linse beider Augen verfärbt sich dadurch grau-weißlich.

Cataracta zonularis

- *Cataracta zonularis*, auch als *Schichtstar* bezeichnet, weil die Linsentrübung dabei nur eine Schicht betrifft, während der Kern und die Randzone der Linse unverändert bleiben. In den meisten Fällen ist auch diese Form angeboren, manchmal entwikkelt sie sich aber auch bei der Vitamin-D-Mangelkrankheit Rachitis oder abnormer Krampfneigung (s. erworbener Star).

Cataracta centralis

- *Cataracta centralis*, der *Zentralstar* mit Trübung im Zentrum der Linse, während die Randzone frei bleibt.

Cataracta punctata

- *Cataracta punctata* mit punktförmigen Trübungen, die in der Linse verstreut auftreten.

Cataracta coronaria

- *Cataracta coronaria*, die juvenile Linsentrübung, die gehäuft im 3. Lebensjahrzehnt beginnt; vorher kann es aber bereits zu leichteren Sehstörungen kommen, die meist nicht beachtet werden. Bei dieser Form treten runde oder keulenförmige, fleckige Linsentrübungen auf, die sich kranzförmig in der Peripherie der Linse zusammenfügen.

Cataracta capsularis

Es gibt noch einige andere Formen, auf die hier nicht mehr eingegangen werden muß. Außer der eigentlichen Linsentrübung kann auch eine Trübung der Linsenkapsel (*Cataracta capsularis*) auftreten. Von

Form und Ausdehnung der Trübungen hängt es ab, in welcher Weise und wie stark das Sehvermögen beeinträchtigt wird.

Erworbener Star

Folge verschiedener schädlicher Einflüsse auf die Linse

Der nicht angeborene graue Star entwickelt sich im Lauf des Lebens als Folge verschiedener schädlicher Einflüsse auf die Linse. Auch hier unterscheidet man nach den Ursachen wieder verschiedene Arten der Linsentrübung.

Cataracta complicata

An 1. Stelle zu nennen ist die *Cataracta complicata*, ein grauer Star, der als Komplikation bei allen Erkrankungen des Augeninneren entstehen kann. Dazu kommt es vor allem dann, wenn eine solche Krankheit zu spät oder nicht richtig behandelt wird.

Andere Arten des grauen Stars entwickeln sich durch äußere Linsenschädigung. Hier sind vor allem anzuführen:

Cataracta traumatica

- *Cataracta traumatica* bei Verletzungen, vor allem Quetschungen oder Perforation des Auges mit Eintritt von Kammerwasser in die Linse.

Cataracta electrica

- *Cataracta electrica (Blitzstar)* nach Einwirkung eines Blitzschlags oder bei elektrischen Unfällen mit Starkstrom; die Linsentrübung kann vorübergehend entstehen oder fortschreiten.

Feuer- oder Wärmestar

- *Feuer- oder Wärmestar*, wenn die Linse längere Zeit durch Infrarot-(Wärme-)strahlung geschädigt wird; daran leiden bestimmte Berufsgruppen, die bei hohen Temperaturen arbeiten, z. B. Hochofenarbeiter, Schmiede und Glasbläser.

Strahlenstar

- *Strahlenstar* als Nebenwirkung einer hochdosierten Strahlentherapie (z. B. gegen Krebs).

Andere Arten des erworbenen grauen Stars treten als Folge einer Allgemeinerkrankung auf. Besonders zu erwähnen sind:

Cataracta diabetica

- *Cataracta diabetica (Zuckerstar)* als Folgekrankheit der Zuckerkrankheit, wenn infolge von Durchblutungsstörungen die Linse nicht mehr ausreichend mit Blut und Nährstoffen versorgt wird; in der Regel besteht dann Arteriosklerose, die durch

Diabetes begünstigt wird, insbesondere dann, wenn der Blutzuckerspiegel nicht ständig unter Kontrolle gehalten wird. (Im Prinzip liegen also die gleichen Ursachen wie bei der bereits beschriebenen Degeneration der Netzhaut durch Diabetes vor.)

- *Cataracta tetanica* bei abnormer Krampfneigung, die häufig bei einer Störung der Nebenschilddrüsen entsteht; besonders oft kommt es dazu, wenn eine Operation an den Nebenschilddrüsen vorgenommen wurde.

Cataracta tetanica

Schließlich gibt es noch den *Kortisonstar*, der als Nebenwirkung einer längeren Behandlung mit Kortikosteroiden auftreten kann. Die Trübung betrifft dabei bevorzugt die hintere Rindenschicht der Linse. Wenn Kortikosteroide nur kurz verabreicht werden, besteht kaum die Gefahr des grauen Stars. Treten bereits erste Linsentrübungen als Nebenwirkungen auf, müssen die Kortikosteroide sofort abgesetzt werden, dann bildet sich der Kortisonstar in den meisten Fällen vollständig zurück.

Kortisonstar

Zum Abschluß sei noch auf ein besonderes Risiko hingewiesen, das in den letzten Jahren zunahm: *grauer Star durch UV-Strahlen*. Das Ozonloch, eine Folge der Umweltverschmutzung, dehnt sich erschrekkend aus und wird voraussichtlich in absehbarer Zeit auch uns erreichen. Aber auch dort, wo der Ozonschutz heute noch vorhanden ist, wird er bereits deutlich dünner. Das hat zur Folge, daß mehr UV-Strahlen der Sonne, die normalerweise durch den Ozonschutzschild in großer Höhe zurückgehalten werden, nun bis zur Erde durchdringen. Diese Strahlung kann nach den bisherigen Erkenntnissen auch den grauen Star fördern.

Grauer Star durch UV-Strahlen

Die Zusammenhänge zwischen dünner werdender Ozonschicht und Zunahme des grauen Stars stehen mit hoher Wahrscheinlichkeit fest. Um den UV-Strahlenstar zu vermeiden, empfiehlt es sich heute dringend, nicht mehr ohne Augenschutz für längere Zeit in die Sonne zu gehen. Dazu genügt aber nicht jede X-beliebige Sonnenbrille, notwendig sind gute Brillen mit UV-Filter, die das Auge vor den Sonnen-

Augenschutz ist erforderlich

strahlen schützen. Sie sollten beim Optiker nach fachlicher Beratung gekauft und konsequent getragen werden, wenn man sich längere Zeit in der Sonne aufhält.

Völlig abschirmen darf man die Augen nicht

Völlig abschirmen darf man die Augen freilich auch nicht gegen das Sonnenlicht. Die UV-Strahlen erzeugen lichtchemische Reaktionen, die auch für Gesundheit und Funktionsfähigkeit der Augen wichtig sind.

UV-Strahlen beeinflussen die Augen günstig

Die dazu notwendige UV-Dosis erhalten die Augen bereits, wenn man täglich insgesamt 10–20 Minuten ohne Schutzbrille ins Freie geht. Selbst bei bedecktem Himmel dringen noch genügend UV-Strahlen durch, um die Augen günstig zu beeinflussen.

Grelles Sonnenlicht meiden!

Grelles Sonnenlicht muß aber immer vermieden werden, dadurch werden die Augen schon nach kurzer Zeit geschädigt.

Der Altersstar

Kommt am häufigsten vor

Diese Form des grauen Stars kommt am häufigsten vor. Im Durchschnitt beginnt sie um das 60. Lebensjahr, teilweise aber auch erheblich später.

Linsentrübung tritt nicht bei allen Menschen auf

Grundlage dieser Linsentrübung bilden natürliche Altersvorgänge an der Linse, die aber nicht bei allen Menschen auftreten. Vielleicht entscheiden Erbanlage und/oder ungünstige Einflüsse im Verlauf des Lebens mit darüber, ob sich der natürliche Altersprozeß so auf die Linse auswirkt, daß die *Cataracta senilis* entsteht.

Cataracta senilis

Verlauf

Der Altersstar beginnt mit oft speichenartigen Trübungen an der Peripherie der Linse, bevorzugt nahe bei der vorderen und hinteren Linsenkapsel. Dadurch wird das Sehvermögen zunächst nur leicht beeinträchtigt. Im weiteren Verlauf verschlimmert sich die Trübung, und die Linse nimmt Flüssigkeit auf. Wenn die Linsenfasern allmählich zerfallen, tritt noch mehr Flüssigkeit in die Linse ein und sie vergrößert sich, das Sehvermögen läßt weiter nach.

Fortgeschrittener Altersstar

Beim fortgeschrittenen Altersstar beginnt die Linse wieder zu schrumpfen. Die Trübung dehnt sich aus, das Sehvermögen läßt nun deutlicher nach. Schließlich entsteht der „reife“ Star mit vollständiger Linsentrübung. Das erkennt man auch von außen durch die Pupille an der weißlichen Verfärbung der Linse. In diesem Stadium ist das Sehvermögen hochgradig behindert, das Auge nimmt praktisch nur noch Hell-Dunkel-Unterschiede wahr.

Rindenstar

Kernstar

Als Sonderformen des Altersstars kennt man den alleinigen Rindenstar und den Kernstar. Beim *Rindenstar* bestehen speichenartige Trübungen lediglich in der Rinde der Linse. Der *Kernstar* wird durch eine Trübung des Linsenkerns gekennzeichnet; im Verlauf dieser Sonderform kann manchmal Kurzsichtigkeit auftreten, so daß man vorübergehend auf eine vorher vielleicht notwendige Lesebrille verzichten kann. Das darf aber nicht mit einer Besserung der Krankheit verwechselt werden.

Warnzeichen des grauen Stars

Ohne dramatische Warnzeichen

Die Katarakta verläuft immer schleichend ohne dramatische Warnzeichen. Deshalb wird oft lange Zeit nicht erkannt, daß sich ein grauer Star entwickelt. Aus der Sicht der Schulmedizin ist das in der Regel nicht so wichtig, weil der graue Star ohnehin erst im fortgeschrittenen „reifen“ Stadium operiert wird.

Auffassung der Naturmedizin

Für die Naturmedizin spielt die frühzeitige Diagnose des grauen Stars aber eine große Rolle. Anders als die offizielle Medizin geht sie nämlich davon aus, daß man die Krankheit bei rechtzeitiger Therapie noch aufhalten, bessern, vielleicht sogar heilen kann. Schließlich verfügt ja auch das Auge über Selbstheilungsregulationen, die gegen den grauen Star wirksam werden können, wenn man sie durch Naturheilverfahren aktiviert.

Leichte Unschärfe des Sehens

Achten Sie deshalb sorgfältig auf mögliche Warnzeichen des grauen Stars. Am Anfang tritt meist eine leichte Unschärfe des Sehens auf, die das Sehvermögen zwar nur unwesentlich beeinträchtigt, aber sofort untersucht werden soll.

Später nimmt die Bildunschärfe beim Sehen zu, das Sehvermögen verschlechtert sich allmählich immer

Übermäßige Lichtempfindlichkeit

deutlicher. Außerdem wird das betroffene Auge häufig überempfindlich gegen Licht. In diesem Stadium suchen die meisten Patienten den Facharzt auf, weil die Sehstörungen nun nicht mehr auf die leichte Schulter genommen werden können. Noch ist es jetzt nicht zu spät für eine naturmedizinische Therapie, aber ihre Chancen stehen bereits wesentlich schlechter als im Anfangsstadium.

Endstadium

Das Endstadium des grauen Stars wird gekennzeichnet durch das hochgradig eingeschränkte Sehvermögen. Die Umgebung kann nur noch nebelhaft wahrgenommen werden; man unterscheidet lediglich Hell-Dunkel-Unterschiede und die Richtung, aus der das Licht einfällt, ein schärferes Sehen ist unmöglich geworden.

In diesem Stadium steht wohl jeder Patient schon längere Zeit in fachlicher Behandlung, so daß keine Zweifel mehr an den Ursachen dieser Warnzeichen bestehen. Jetzt kann auch die Naturmedizin kaum noch helfen, der graue Star muß praktisch immer operativ behandelt werden.

Symptomatik und Verlauf

Die Symptome und der Verlauf des grauen Stars wurden bei den Formen und Warnzeichen bereits angedeutet. Sie sollen hier noch einmal zusammenfassend dargestellt werden.

4 Stadien

Beim typischen Krankheitsverlauf unterscheidet man die folgenden 4 Stadien des grauen Stars:

Cataracta incipiens

- *Cataracta incipiens*, das Anfangsstadium mit beginnender, oft speichenartiger Trübung der Linse an der Peripherie; dadurch treten nur leichte Behinderungen des Sehvermögens auf, die kaum stören und von vielen Patienten nicht weiter beachtet werden.

Cataracta intumescens

- *Cataracta intumescens*, das mittlere Krankheitsstadium mit bereits fortgeschrittener Trübung der Linse, die Flüssigkeit aufnimmt und sich dadurch zunächst vergrößert, später aber wieder schrumpft.

Nun ist das Sehvermögen schon stärker beeinträchtigt, aber man sieht immer noch so viel, daß sich die Patienten zum Teil an den Zustand gewöhnen.

Cataracta matura

- *Cataracta matura*, der „reife" graue Star mit vollständiger Trübung der Linse; jetzt nimmt man lediglich noch die Hell-Dunkel-Unterschiede in der Umgebung wahr, alles scheint wie in dichten Nebel gehüllt.

Cataracta hypermatura

- *Cataracta hypermatura*, der „überreife" graue Star mit Verflüssigung des Linsenkerns. später oft Einreißen der Linsenkapsel und Austritt der getrübten Massen; danach kann das Sehvermögen plötzlich wieder besser werden, weil die Trübung verschwunden ist. Normales Sehen bedeutet das aber nicht, die Therapie wird also nicht überflüssig. Zum „überreifen" Star darf es möglichst nie kommen, denn durch Verstopfung des Kammerwinkels mit den ausgetretenen Massen aus der Linse kann sich als Komplikation der grüne Star entwickeln.

Die Entwicklung des grauen Stars dauert Jahre

Nicht selten an beiden Augen gleichzeitig

Die Entwicklung des grauen Stars von der ersten leichten Trübung bis zur „Reife" dauert Jahre, das hängt auch von individuellen Umständen ab. Zum Teil betrifft die Katarakta zunächst ein Auge, später erkrankt dann häufig das andere. Nicht selten tritt der graue Star aber auch gleichzeitig an beiden Augen auf. Das richtet sich unter anderem nach den Ursachen und Formen der Krankheit.

Therapie des grauen Stars

Schulmedizin schließt Heilung aus und lehnt medikamentöse Behandlung ab

Alleinige Therapie ist die Operation

Die Schulmedizin schließt eine Heilung des grauen Stars auch im Frühstadium völlig aus. Deshalb lehnt sie auch eine medikamentöse Behandlung überwiegend als unwirksam ab. Als alleinige Therapie kennt sie die Staroperation mit dem Ersatz der getrübten Linse durch eine Kunststofflinse oder Starbrille. Dieser Eingriff wird in der Regel erst beim fortgeschrittenen Star durchgeführt, der Patient muß also längere Zeit mit der zunehmenden Sehstörung leben.

Naturmedizin versucht, den Verlauf zu hemmen

Auch die seriöse Naturmedizin kann keine Heilung der Katarakta versprechen, obwohl das manchmal im Frühstadium schon gelungen sein soll (?). Aber sie versucht zumindest, den Verlauf der Erkrankung zu hemmen und das Sehvermögen vielleicht sogar für einige Zeit wieder zu verbessern, bis eine Operation schließlich doch unverzichtbar wird. Hauptsächlich setzt man dazu individuell ausgewählte homöopathische Wirkstoffe ein.

Keine Garantie für Erfolg

Garantien für den Erfolg gibt es natürlich nicht, aber man sollte zumindest eine kurmäßige Behandlung durch Naturheilverfahren versuchen, um die Zeit bis zur notwendigen Operation zu überbrücken und erträglicher zu gestalten.

Medikamente im Frühstadium

Erfahrungsgemäß fällt es oft schwer, Patienten mit beginnendem grauem Star zur frühzeitigen medikamentösen Dauerbehandlung zu motivieren. Die Krankheit verursacht ja keine Beschwerden im eigentlichen Sinn, mit dem schleichend nachlassenden Sehvermögen findet man sich viel zu lange ab.

So früh wie möglich mit naturmedizinischer Behandlung beginnen

Die Chancen, eine fortschreitende Linsentrübung aufzuhalten oder sogar teilweise wieder rückgängig zu machen, stehen aber nur dann günstig, wenn so früh wie möglich mit einer naturmedizinischen Behandlung begonnen wird. Zögern Sie deshalb nicht, bei den geringsten möglichen Warnzeichen des grauen Stars sofort eine fachärztliche Untersuchung zu veranlassen und bei entsprechendem Befund mit der Ganzheitstherapie zu beginnen.

Am besten konsultieren Sie dazu einen Naturmediziner, der die individuell angezeigten Heilmittel verordnet. Ausnahmsweise ist aber auch Selbsthilfe möglich, wenn der Krankheitsverlauf regelmäßig fachlich überwacht wird. Da die Schulmedizin ohnehin keine Heilverfahren im Frühstadium kennt, ist mit der selbständigen Behandlung keine Gefährdung verbunden.

Ziel der naturmedizinischen Therapie

Das Ziel der naturmedizinischen Therapie besteht darin, die Linse wieder mehr mit Blut und Nährstoffen zu versorgen und ihren Stoffwechsel zu verbessern. Das sind Grundvoraussetzungen für die Regeneration, die zusätzlich gezielt durch Medikamente angeregt wird. Diese Maßnahmen wirken am besten beim Altersstar und den Formen, die mit Durchblutungsstörungen in Zusammenhang stehen. Bei angeborenem oder durch schädliche äußere Einflüsse entstandenem grauem Star spricht diese Therapie kaum an.

Vollwertige Ernährung als Basistherapie

Zur Basistherapie empfiehlt die Naturmedizin eine vollwertige Ernährung nach den Grundregeln der Ernährungsreformer Bircher-Benner und Kollath. Eine spezielle „Stardiät" gibt es jedoch nicht, die Ernährungsweise soll dauerhaft auf Vollwertkost umgestellt werden, die auch bei anderen Krankheiten und zur Vorsorge bei Gesunden angezeigt ist.

Diese Ernährungsreform wirkt auf vielfältige Weise. Insbesondere verbessert sie die Durchblutungs- und Stoffwechselfunktionen im ganzen Körper, was sich auch günstig auf die Linsen auswirkt. Ferner regt eine solche Ernährungsumstellung die körpereigenen Selbstheilungsregulationen an, die auch an den Augen wirksam werden können.

> Allein durch veränderte Ernährung läßt sich der graue Star natürlich nicht bessern. Aber sie schafft die Grundlagen dafür, daß andere Heilverfahren optimal wirken. Deshalb sollten Sie auf diese Basistherapie nicht verzichten, auch wenn sie zunächst mit etwas Mühe verbunden ist.

Spezielle Diabetikerdiät

Wenn grauer Star als Komplikation der Zuckerkrankheit eintritt, darf die Ernährung nicht nach den allgemeinen Regeln gesunder Kost zusammengestellt werden. Dann ist eine spezielle, individuell auf die Stoffwechselstörung abgestimmte Diabetikerdiät nach fachlicher Verordnung notwendig. Sie trägt entscheidend mit dazu bei, den Blutzuckerspiegel ständig unter Kontrolle zu halten; das beugt auch Komplikationen an den Augen vor.

Es führte im Rahmen dieses Buchs zu weit, die Grundregeln der gesunden Ernährungsweise genauer darzustellen. Dazu gibt es genügend einschlägige Literatur mit Kostplänen, Rezepten und Angaben zur Zubereitung. Ohne solche Bücher fällt es schwer, die übliche falsche Zivilisationskost richtig zu reformieren. Lassen Sie sich geeignete Literatur im Buchhandel oder Reformhaus vorlegen, und wählen Sie einige seriöse Ratgeber für Ihre neue Ernährungsweise aus. Bei Bedarf kann auch der Naturmediziner oder ein Ernährungsberater bei der Umstellung der Kost helfen.

Vollwertkost muß nicht streng vegetarisch sein

Vollwertkost muß nicht unbedingt streng vegetarisch sein, aber der übliche hohe Anteil an Fleischwaren in der Zivilisationskost muß deutlich reduziert werden. Mehr als 2- bis 3mal wöchentlich sollen Fleischprodukte nicht verzehrt werden.

Die vegetarische Kost kann allerdings besser wirken, wenn sie richtig zusammengestellt wird. Überlegen Sie deshalb, ob Sie die Reform der Ernährung zum Anlaß nehmen wollen, künftig vegetarisch zu leben. Inzwischen steht zweifelsfrei fest, daß die vegetarische Kost der Gesundheit am besten nutzt.

Diätkuren können nützlich sein

Zur Einleitung der naturmedizinischen Behandlung des beginnenden grauen Stars können Diätkuren angezeigt sein, die als starker therapeutischer Reiz auf den gesamten Organismus wirken, vor allem die Selbstheilungsregulationen deutlich aktivieren. Empfohlen werden von der Naturmedizin vor allem Rohkost- und Saftfastkuren. Sie können zur Selbsthilfe 3–7 Tage lang durchgeführt werden, längere Kuren erfordern fachliche Verordnung und Überwachung. Zum Ablauf solcher Kuren gibt es genügend Literatur, aus der Sie sich vor Kurbeginn informieren müssen.

Rohkost- und Saftfastkuren

Auch im weiteren Verlauf des grauen Stars können solche Diät-Kurzkuren eingeschoben werden. Damit erzielt man immer wieder eine Anregung der Selbstheilungsregulationen, die vielleicht den Krankheitsprozeß bremsen. Oft empfiehlt es sich, die Diätkuren nicht nur gelegentlich, sondern in regelmäßigen Abständen einzuschieben, z. B. alle 2–3 Monate für einige Tage. Dadurch bessert man häufig auch andere

Anregung der Selbstheilungsregulationen

Erkrankungen, z. B. Arteriosklerose und Bluthochdruck, die mit zum grauen Star beitragen können.

Keine Diätkuren bei Diabetes

Bei Zuckerkrankheit sind solche Diätkuren nie erlaubt, dadurch könnte der Stoffwechsel „entgleisen". Diabetiker müssen immer strikt die verordnete individuelle Diät einhalten, um den Blutzuckerspiegel ständig unter Kontrolle zu halten.

Homöopathische Wirkstoffe

Die Diät-Basistherapie wird durch natürliche Heilmittel ergänzt. Im Vordergrund steht dabei die innerliche Anwendung homöopathischer Wirkstoffe. Grundsätzlich soll Homöopathie zwar individuell verordnet werden, aber beim grauen Star bestehen keine Einwände gegen die selbständige Therapie. Nicht zuletzt ist sie auch deshalb notwendig, weil die meisten Augenärzte eine individuelle homöopathische Behandlung weder befürworten noch (mangels Ausbildung) überhaupt verordnen könnten.

Homöopathische Kur

In der Praxis bewährt sich ein Versuch mit der folgenden homöopathischen Kur zum Teil besonders gut:

- 17 Tage lang lmal täglich 1 Dosis Calcium fluoratum D 12;
- 17 Tage lang lmal täglich 1 Dosis Calcium fluoratum D 6;
- 17 Tage lang lmal täglich 1 Dosis Magnesium fluoratum D 12;
- 30 Tage lang 1mal täglich 1 Dosis Magnesium carbonicum D 8.

Ziel der Kur

Diese Kur wird ständig nach obigem Schema wiederholt, um den Krankheitsverlauf an der Linse zu verzögern oder sogar teilweise rückgängig zu machen. Die dazu verwendeten Mineralstoffe scheinen in der homöopathischen Zubereitung vor allem den Stoffwechsel der Linse zu verbessern. Alle genannten Wirkstoffe sind rezeptfrei in der Apotheke erhältlich und auch bei Dauergebrauch gut verträglich.

Wenn es durch die obige Kur nicht gelingt, den Krankheitsverlauf zu hemmen (das muß durch regelmäßige Kontrolluntersuchung geprüft werden), können verschiedene andere homöopathische Wirkstoffe angewendet werden. Bei ihnen kommt es aber mehr auf die individuell richtige Auswahl an, sie sollten besser durch den Therapeuten verordnet werden. Grundsätzlich spricht aber nichts dagegen, eines der Mittel versuchsweise längere Zeit selbständig zu gebrauchen.

Empfohlene Wirkstoffe

Empfohlen werden hauptsächlich noch die folgenden Wirkstoffe der Homöopathie:

Cannabis sativa

- *Cannabis sativa D 12* mit lmal täglich 1 Dosis; der unverdünnt als Rauschmittel (Hanf) verbotene Wirkstoff kann in homöopathischer Zubereitung ohne Suchtrisiko beim beginnenden grauen Star versucht werden und bessert oft die Sehschwäche für einige Zeit deutlich.

Causticum

- *Causticum D 6* mit 3mal täglich 1 Dosis über Monate hinweg kommt vor allem im Frühstadium des grauen Stars in Frage.

Phosphor

- *Phosphor D 12* mit 1 Dosis täglich mehrere Monate lang hilft besonders schlanken, sensiblen Menschen teilweise gut.

Secale

- *Secale D 4* mit 3mal täglich 1 Dosis führt hauptsächlich beim Alters- und Zuckerstar nach einiger Zeit zu befriedigenden Ergebnissen, die sich mit aus der verbesserten Durchblutung der Augen erklären.

Auch diese homöopathischen Wirkstoffe erhalten Sie rezeptfrei in der Apotheke. Überlegen Sie genau, welche Auswahlkriterien (beginnender Star, Alters-, Zuckerstar) bei Ihnen zutreffen, und verwenden Sie dann das dagegen empfohlene Mtttel.

Wenn die oben genannten homöopathischen Wirkstoffe auch nach längerer Anwendung den grauen Star nicht hemmen können, muß der Therapeut zugezogen werden. Er kann noch andere Mittel verordnen, die im Einzelfall vielleicht eher angezeigt sind.

Augentropfen als Ergänzung

Ergänzt wird die interne homöopathische Behandlung durch Augentropfen, die regenerierende Wirkstoffe enthalten. Hauptsächlich werden homöopathisch zubereitete Organextrakte verwendet, unter anderem tierische Augenlinse, Augapfel, Ader-, Netzhaut und Sehnerv. Dadurch soll eine gezielte Regeneration der getrübten Linse ermöglicht werden. In der Schulmedizin ist das zwar umstritten, aber in der naturmedizinischen Praxis bestätigt sich diese theoretische Vorstellung immer wieder.

Das bei uns derzeit führende Arzneimittel zur örtlichen Behandlung des grauen Stars ist unter dem Handelsnamen „Conjunctisan A Augentropfen“ (Hersteller: vitOrgan) rezeptfrei in der Apotheke erhältlich.

Conjunctisan-A-Augentropfen

Zur Langzeittherapie träufelt man 2- bis 3mal täglich 1–2 Tropfen in den Bindehautsack des Auges, den restlichen Inhalt der angebrochenen Phiole zieht man durch die Nase auf, damit die Bestandteile auch von hier aus wirken können.

Bei Bedarf können noch andere Naturheilverfahren versucht werden, um den grauen Star zu beeinflussen. Das muß je nach Einzelfall der Theapeut entscheiden. Zu denken ist beispielsweise noch an Sauerstoff- oder Ozontherapie, um die Versorgung der Linse zu verbessern und dadurch die Regeneration und Selbstheilungskräfte anzuregen. Vor allem beim grauen Star, der mit durch Arteriosklerose und Zukkerkrankheit verursacht wird, eignen sich diese Maßnahmen zum Teil gut.

Sauerstoff- oder Ozontherapie

Vollständige Heilung der Linsentrübung können auch Naturheilverfahren nie versprechen. Es gibt Erfahrungsberichte, nach denen eine Katarakta im Frühstadium durch die Naturmedizin geheilt worden sein soll, aber diese Angaben sind unsicher. Man sollte keine falschen Hoffnungen wecken; es ist schon ein Erfolg, wenn es gelingt, den grauen Star für einige Zeit aufzuhalten oder zu bessern. Vielleicht bleibt die Linsentrübung dank naturmedizinischer Maßnahmen sogar für den Rest des Lebens stationär, verschlimmert sich also nicht weiter.

Naturheilverfahren können keine vollständige Heilung versprechen

In vielen Fällen wird die Naturmedizin aber nur für einige Zeit helfen können. Danach führt an der Operation kein Weg mehr vorbei. Wenn sie sich bei fortgeschrittenem Star nicht mehr umgehen läßt, darf sie nicht unnötig verzögert werden. Beim „überreifen“ Star wird die Operation nämlich komplizierter und hilft nicht immer zufriedenstellend. Den richtigen Zeitpunkt für die Operation kann nur der Therapeut bestimmen.

An der Operation führt kein Weg vorbei

Die chirurgische Behandlung

Die Operation des grauen Stars wird schon lange durchgeführt. Bereits die Baderchirurgen des Mittelalters verstanden es, den Star zu „stechen“. Heute gehört der Eingriff zu den Routineoperationen mit relativ geringem Risiko. Es besteht also kein Grund, bei anders nicht mehr zu beeinflussender Linsentrübung aus Angst die Operation auf die lange Bank zu schieben.

Gehört zu den Routineoperationen

Hauptsächlich wendet man heute die folgenden Operationstechniken an, die in der Regel nur örtliche Betäubung des Auges, aber keine (riskantere) Vollnarkose erfordern:

Operationstechniken

- Nach einem Einschnitt in die vordere Augenkammer wird die Linsenkapsel an einem Kryo-(Kälte-)stab angefroren und damit die gesamte Linse herausgezogen; diese Technik wendet man bei Erwachsenen an.
- Zum Teil wird heute der Linsenkern zunächst durch Ultraschall zertrümmert, die Gewebeteile saugt man dann mit einer speziellen Spritze ab.
- Bei Kindern und Jugendlichen, deren Star weich ist, öffnet man chirurgisch die vordere Augenkammer und die Linsenkapsel, um die weiche Linsenmasse mit der Spezialspritze abzusaugen; eine Zertrümmerung durch Ultraschall ist bei jüngeren Patienten oft nicht erforderlich.

Starglas

Nach der Entfernung der Linse muß das Sehvermögen durch ein „Starglas“ wiederhergestellt werden. Diese Korrekturlinse implantiert man heute oft direkt ins Auge; sie wird dann im Bereich der Pupille fixiert. Anstelle dieser dauerhaften Lösung kann aber auch eine Starbrille oder Kontaktlinse die Brechkraft der entfernten Linse ersetzen. Welche Lösung am besten geeignet ist, muß je nach Einzelfall der Facharzt entscheiden.

Starbrille

Nicht selten gelingt es bei der ersten Staroperation nicht, die getrübte Linse vollständig zu entfernen. Dann entwickelt sich eine *Cataracta secundaria* (Nachstar), der durch einen weiteren kleinen Eingriff endgültig korrigiert werden muß.

Cataracta secundaria

Der grüne Star

Ähnlich wie der graue Star verläuft auch der medizinisch als *Glaukom* bezeichnete grüne Star häufig schleichend-chronisch. Während grauer Star aber selbst im fortgeschrittenen Stadium „nur" Sehstörungen erzeugt, aber keine bleibenden Schäden am Auge hinterläßt, führt der grüne Star schon bald zu Defekten, die nicht mehr geheilt werden können. Er verläuft also wesentlich bösartiger als der graue Star. Man schätzt, das jeder 4.–5. Blinde sein Augenlicht durch einen nicht rechtzeitig erkannten und behandelten grünen Star verloren hat.

Glaukom

Unheilbare Defekte

Bösartiger als der graue Star

> Diese Zahlen verdeutlichen eindringlich, daß die unklaren leichten Warnzeichen, die auf ein chronisches Glaukom hinweisen können, niemals auf die leichte Schulter genommen werden dürfen. Beim geringsten Verdacht muß sofort der Augenarzt konsultiert werden.

Da grüner Star gehäuft ab der Lebensmitte beginnt, empfiehlt es sich sogar, ab dem 45. Lebensjahr vorsorglich in regelmäßigen Abständen den Augeninnendruck fachärztlich kontrollieren zu lassen. Am besten sollte das jährlich geschehen.

Regelmäßige Vorsorgeuntersuchung

Ursachen des Glaukoms

Die Grundursache des erhöhten Augeninnendrucks besteht in einer Behinderung des Abflusses von Kammerwasser aus dem Auge. Wenn es sich im Auge staut, steigt der Druck allmählich, beim akuten Anfall auch plötzlich an. Diese Druckbelastung schädigt das Auge erheblich, insbesondere den Sehnerven. Solche Schäden lassen sich zum Teil nicht mehr rückgängig machen. Verhüten kann man sie nur durch frühzeitige, konsequent lebenslang durchgeführte Therapie durch Medikamente, sofern keine Operation erforderlich wird.

Behinderung des Abflusses des Kammerwassers aus dem Auge

Angeborener grüner Star

Im engeren Sinn trifft die Bezeichnung angeborenes Glaukom nur für eine bestimmte Form des grünen Stars zu, die medizinisch als *Hydrophthalmus congenita* bezeichnet wird. Umgangssprachlich nennt man sie auch *Ochsenauge*. Die Krankheit beginnt im 1. Lebensjahr und betrifft meist beide Augen.

Hydrophthalmus congenita

Ochsenauge

Ursachen

Verursacht wird der kindliche grüne Star durch eine angeborene Fehlanlage des Schlemmkanals, durch den das Kammerwasser normalerweise abfließt. Er kann ungenügend entwickelt oder abnorm verlagert sein. Deshalb staut sich die Flüssigkeit, und der Augeninnendruck steigt an. Da der Augapfel bei Kindern noch nicht fest genug ist, vergrößert er sich unter der Belastung. Auch andere Gewebe des Auges, ausgenommen die Linse, geben unter dem Druck nach und vergrößern sich. Unbehandelt endet die Krankheit oft mit Erblindung.

Warnzeichen

Als Warnzeichen, die Eltern sofort zur Konsultation des Augenarztes veranlassen müssen, treten im Anfangsstadium Tränen und Rötung des Auges auf. Das wird leider auch von Ärzten nicht selten als Bindehaut- oder andere Entzündung des Auges falsch diagnostiziert und behandelt. Später tritt der Augapfel deutlich hervor, die Diagnose ist dann einfacher zu stellen.

Therapie

Zur Therapie des kindlichen Glaukoms eignet sich immer nur die Operation. Dabei wird der Abflußkanal für das Kammerwasser wieder durchgängig gemacht. Medikamentös kann man diese Form des grünen Stars nicht behandeln.

Auch bei anderen akuten oder chronischen Formen des grünen Stars können angeborene Ursachen eine Rolle spielen. Sie stehen aber nicht so deutlich wie beim kindlichen Glaukom im Vordergrund. Es ist daher besser, diese Formen als *primäres Glaukom* zu bezeichnen. Das bedeutet, der grüne Star entsteht in solchen Fällen nicht als Folge einer erkennbaren anderen Krankheit.

Primäres Glaukom

Zum primären grünen Star gehören das anfallsweise

akut auftretende Glaukom, das einfache chronische Glaukom und das chronische Engwinkelglaukom. Diese Formen werden später noch ausführlich beschrieben.

Das sekundäre Glaukom

Komplikation einer Grundkrankheit

Beim sekundären grünen Star, der akut oder chronisch verläuft, besteht zunächst eine Grundkrankheit. Das sekundäre Glaukom entwickelt sich daraus als Komplikation. Vor allem die folgenden Augenkrankheiten können zum grünen Star führen:

- Augenverletzungen, bei denen das Auge perforiert (durchbohrt) wird, und Blutungen im Auge, die durch Verletzungen oder Gefäßschäden entstehen.
- Krankheiten der Augengefäße, hauptsächlich Arteriosklerose, die besonders oft bei Zuckerkrankheit ein Glaukom begünstigt.
- Entzündungen der Augen, z. B. der Regenbogenhaut, die den Abfluß des Kammerwassers behindern.
- Netzhauterkrankungen hauptsächlich bei Frühgeborenen, wenn sie zu intensiv mit Sauerstoff beatmet werden.
- Verschluß der Zentralvene der Netzhaut durch eine Thrombose.
- Gutartige und bösartige Geschwülste im Auge.

Alle diese Erkrankungen können unter Umständen den natürlichen Abfluß des Kammerwassers so behindern, daß es zur Stauung mit erhöhtem Augeninnendruck kommt.

Ursächliche Krankheit gezielt behandeln

Zur Therapie muß die ursächliche Krankheit gezielt behandelt werden, dann kann sich auch der Augeninnendruck wieder normalisieren. Die Anwendung drucksenkender Arzneimittel am Auge allein führt nicht zur dauerhaften Heilung, weil die Ursachen dadurch nicht beseitigt werden.

Kortikosteroid-Glaukom

Eine Sonderform des sekundären grünen Stars ist das *Kortikosteroid-Glaukom*. Dazu kommt es manchmal, wenn Kortikosteroide längere Zeit angewendet werden. Besonders hoch liegt das Risiko bei örtlicher Kortisonanwendung am Auge, aber auch die Einnahme von Arzneimitteln, z. B. gegen Allergien oder schwere rheumatische Krankheiten, kann zum Kortikosteroid-Glaukom führen.

Arzneimittel mit Kortikosteroiden so kurz wie möglich anwenden

Wegen dieser (und vieler anderer) möglichen Nebenwirkungen dürfen Arzneimittel mit Kortikosteroiden grundsätzlich nur so kurz wie möglich verabreicht werden, sofern man nicht ganz darauf verzichten kann. Erweist sich ausnahmsweise die längere Anwendung als unverzichtbar, muß vorsorglich regelmäßig der Augeninnendruck kontrolliert werden, damit eine beginnende Erhöhung sofort behandelt werden kann. Meist normalisiert sich der erhöhte Augeninnendruck wieder, wenn die Kortikosteroide abgesetzt werden. Manchmal entwickelt sich aber ein einfaches chronisches Glaukom daraus, das lebenslang behandelt oder operiert werden muß. Wahrscheinlich kommt es dazu aber nur dann, wenn eine entsprechende Veranlagung zum grünen Star bereits besteht, die durch Kortikosteroide aktiviert wird.

Das akute Glaukon

Dramatischer Verlauf

Der akute grüne Star verläuft zwar sehr dramatisch, aber das ist auch von Vorteil. Anders als beim schleichend-chronischen Glaukom veranlassen die heftigen Beschwerden die Patienten in der Regel sofort, den Facharzt aufzusuchen. Deshalb wird die Therapie meist frühzeitig eingeleitet, während beim chronischen Glaukom häufig lange Zeit unbehandelt verstreicht.

Mögliche Vorwarnzeichen

Vorübergehendes Nebelsehen

Der akute Glaukomanfall muß nicht urplötzlich aus voller Gesundheit auftreten, zum Teil gehen ihm längere Zeit bestimmte Warnzeichen voraus. Typisch ist vor allem das in Abständen vorübergehend auftretende Nebelsehen. Andere Patienten berichten, daß sie zwischendurch immer wieder farbige Ringe um Lichtquellen wahrnehmen. Diese Phänomene können natürlich auch auf andere Ursachen hinweisen, Klarheit bringt nur die fachärztliche Untersuchung.

Vorwarnzeichen werden oft nicht wahrgenommen

Leider treten diese möglichen Vorwarnzeichen des akuten Glaukoms oft so leicht und flüchtig auf, daß sie von den Betroffenen bewußt überhaupt nicht wahrgenommen werden. Aber auch wenn man sie erkennt, veranlaßt das häufig nicht zur Konsultation des Facharztes, weil die Symptome ja bald wieder verschwinden.

> Nehmen Sie solche unklaren Sehstörungen niemals auf die leichte Schulter, auch wenn sie noch so leicht und flüchtig auftreten. Nur der Augenarzt kann durch Untersuchung klären, ob eine Anlage zum Glaukom besteht und ein akuter Anfall in absehbarer Zeit zu erwarten ist. Bei entsprechendem Befund kann dann bereits eine Therapie eingeleitet werden, um dem Glaukomanfall vorzubeugen.

Kurzbau des Auges

Charakteristisch für die Anlage zum akuten Glaukom ist der Kurzbau des Auges, der zu einer flachen Vorderkammer mit engem Kammerwinkel und Weitsichtigkeit (s. d.) führt. Diese anlagebedingte Besonderheit des anatomischen Aufbaus verengt den Winkel der vorderen Augenkammer, durch den das Kammerwasser abfließt, so daß eine Stauung mit Druckerhöhung droht.

Der akute Glaukomanfall

Entstehung

Der akute Anfall des grünen Stars entsteht auf der Grundlage des verengten Winkels der vorderen Augenkammer, der den Abfluß des Kammerwassers behindert. Allein dadurch treten die akuten Symptome aber noch nicht auf. Wenn sich mit zunehmendem Alter die Linse durch Flüssigkeitsaufnahme vergrößert, wird die Regenbogenhaut nach vorne gedrängt und verengt den Kammerwinkel zusätzlich. Deshalb nimmt das Risiko eines akuten Glaukoms jenseits der Lebensmitte zu.

Auslösung

Ausgelöst wird der akute Anfall dann meist, wenn sich die Iris verdickt, um die Pupille zu erweitern. Dazu kommt es meist bei psychischer Erregung, z. B. durch Aufregung, Ärger, Konflikte, Berufsstreß und ähnliche seelische Belastungen. Ähnlich wie diese psychischen Einflüsse können aber auch Alkohol, Koffein, Nikotin und sogar stärkere körperliche Anstrengungen wirken.

Die verdickte Iris blockiert den normalen Abfluß des Kammerwassers vollständig, deshalb bezeichnet man diese Form auch als *akutes Winkelblock-Glaukom.*

Akutes Winkelblock-Glaukom

Der Augeninnendruck erhöht sich innerhalb weniger Stunden um das 3- bis 5fache bis auf 80 mm Hg und mehr. Wenn man den Augapfel in diesem Zustand betastet, gibt er nicht mehr nach, bei stark erhöhtem Innendruck wirkt er steinhart.

Örtliche Symptome

Als örtliche Symptome des akuten Glaukomanfalls treten Augenschmerzen und -rötungen, trübe Hornhaut, Lichtscheu, Tränenfluß, erweiterte Pupille, die sich bei Lichteinfall nicht mehr reflexartig verengt, und nachlassendes Sehvermögen auf. Immer wieder kommt es vor, daß diese Beschwerden von unerfahrenen Medizinern als Bindehautentzündung diagnostiziert und zunächst falsch behandelt werden. Dann vergeht unnötig Zeit, bis schließlich im weiteren Verlauf die Fehldiagnose korrigiert wird, unter Umständen können bereits bleibende Schäden am Auge eintreten.

Falschdiagnose durch unerfahrene Mediziner

> Wenn Sie an den oben genannten Symptomen leiden, suchen Sie am besten gleich den Augenarzt auf oder bestehen auf einer Überweisung zu ihm, wenn Sie zunächst den Hausarzt konsultieren und dieser eine Therapie gegen Bindehautentzundung verordnet, die nicht rasch wirkt. Zwar sollte auch der Allgemeinmediziner oder Internist in der Lage sein, einen akuten Glaukomanfall zu erkennen, aber zur sicheren Diagnose und gezielten Behandlung ist nur der Facharzt befähigt.

Weitere Symptome, die von Allgemeinmedizinern übersehen werden

Manche Allgemeinmediziner übersehen die örtlichen Symptome am Auge sogar, denn daneben treten noch starke Allgemeinsymptome auf. Typisch sind vor allem heftige Stirnkopfschmerzen, Übelkeit und Oberbauchschmerzen mit Erbrechen, ferner oft Schüttelfrost und Fieber; diese Beschwerden erklären sich zum Teil aus der Erregung des vegetativen Nervensystems. Wenn solche Allgemeinsymptome stärker auftreten, kann es schon vorkommen, daß der unerfahrene Allgemeinmediziner nur darauf achtet und die lokalen Augensymptome vernachlässigt. Manchmal werden dann zum Beispiel akute Erkrankungen im Bauchraum oder sogar Geschwülste im Gehirn diagnostiziert, was zunächst zur falschen Therapie führt.

Auch in solchen Fällen gilt, daß Sie als Patient unbedingt auf die örtlichen Symptome an den Augen hinweisen sollten, sofern der Arzt nicht von sich aus darauf eingeht. Bestehen Sie auf einer Überweisung zum Augenarzt, wenn Sie Zweifel an der Diagnose haben oder die verordnete Therapie nicht bald zur Besserung führt. Denken Sie immer daran: Ihr Augenlicht kann auf dem Spiel stehen, wenn durch eine falsche Diagnose viel Zeit bis zur richtigen Behandlung vergeudet wird.

Zunächst medikamentöse Therapie

Nach der sicheren Diagnose des akuten Glaukomanfalls erfolgt die Therapie zunächst medikamentös. In der Regel klingt der Anfall dadurch innerhalb von 2–4 Tagen ab. Danach muß entschieden werden, ob eine sofortige Operation angezeigt ist oder zunächst medikamentös weiter behandelt werden kann, um weiteren Anfällen vorzubeugen.

Risiko unheilbarer Augenschäden nimmt zu

Mit jedem Anfall nimmt das Risiko nicht mehr heilbarer Augenschäden bis hin zur raschen Erblindung zu. Die sofortige Behandlung des Anfalls führt also nicht zur Heilung des Glaukoms, danach ist unbedingt weitere fachärztliche Therapie erforderlich.

Medikamentöse und chirurgische Therapie

Miotika zur Soforthilfe

Zur Soforthilfe beim akuten Glaukomanfall verordnet der Augenarzt in der Regel *Miotika*. Diese Medikamente verengen die Pupille, was zu einer Senkung des Augeninnendrucks führt. Zu den wichtigsten die-

Pilokarpin

ser Wirkstoffe gehört *Pilokarpin*, das aus den Blättern der südamerikanischen Jaborandi-Pflanze gewonnen wird. Die Anwendung erfolgt lokal in Form von Tropfen und Salben, die Pilokarpin in unterschiedlicher Konzentration enthalten. Sie müssen genau nach Verordnung angewendet werden, damit der Augeninnendruck zuverlässig gesenkt wird.

Nebenwirkungen

Als Nebenwirkungen von Pilokarpin treten vor allem Augenrötung, Sehstörungen, Tränenfluß, Augen- und Kopfschmerzen, in seltenen Fällen allergische Reaktionen der Augen oder Allgemeinreaktionen mit Übelkeit, Erbrechen, Speichelfluß, vermehrter Harndrang und Blutdrucksteigerung auf.

Die Senkung des Augeninnendrucks ist wichtiger

Diese unerwünschten Begleiterscheinungen, die natürlich nicht bei jedem Patienten vorkommen, müssen häufig in Kauf genommen werden, denn die Senkung des Augeninnendrucks ist wichtiger. Lediglich bei stärkeren Nebenwirkungen muß Pilokarpin abgesetzt und ein anderes Arzneimittel mit ähnlicher Wirkung verordnet werden.

Acetazolamid

Ergänzt wird Pilokarpin im allgemeinen durch einen Enzymhemmstoff aus der Gruppe der Carboanhydrasehemmer, z. B. *Acetazolamid*. Dadurch wird die Absonderung von Kammerwasser vermindert. Diese Enzymhemmer werden oft innerlich verabreicht, aber auch die äußerliche Anwendung als Augentropfen ist möglich.

Nebenwirkungen der Carboanhydrasehemmer

Nebenwirkungen durch Carboanhydrasehemmer treten bei einem Teil der Patienten ebenfalls auf. Unter anderem kann es zu Hautrötung und -ausschlag, Müdigkeit, Benommenheit, Schwindel, Kopfschmerzen, Verwirrtheitszuständen, Übelkeit, Erbrechen, Durchfall und Herz-Kreislauf-Störungen kommen. Bei lokaler Anwendung drohen vor allem Augen- und Kopfschmerzen, Sehstörungen, Tränenfluß, Bindehaut- und Lidentzündungen, aber auch Allgemeinreaktionen wie Übelkeit, Schwäche und Müdigkeit. Auch hier gilt, daß mögliche Nebenwirkungen zur raschen Senkung des bedrohlich erhöhten Augeninnendrucks in Kauf genommen werden müssen, wenn sie nicht zu stark ausfallen.

Ob der akute Glaukomanfall noch weitere Arzneimittel erfordert, muß im Einzelfall vom Augenarzt entschieden werden.

Naturmedizin kann beim akuten Anfall nicht helfen

Der Naturmedizin kommt beim akuten Glaukomanfall keine so große Bedeutung zu. Die Gefahren, die mit dem stark erhöhten Augeninnendruck verbunden sind, rechtfertigen fast immer den Einsatz der oben genannten chemischen Arzneimittel, die stärker, zuverlässiger und schneller als Naturheilmittel die Symptomatik unterdrücken. Zur Nachbehandlung kommen die Naturheilverfahren jedoch in Frage; darauf gehen wir beim chronischen Glaukom ein.

Im weiteren Sinne gehört der Hauptwirkstoff Pilokarpin ja ohnehin zu den pflanzlichen Naturheilmitteln. Er wird auch von naturmedizinisch orientierten Augenärzten, nicht nur von der offiziellen Medizin, zur Drucksenkung verordnet.

Akupunktur oder Neuraltherapie

Ein erfahrener Therapeut kann überdies im Einzelfall versuchen, den akuten Druckanstieg durch Akupunktur und/oder Neuraltherapie zu behandeln, zusätzlich vielleicht auch individuell ausgewählte homöopathische Mittel verabreichen. Manchmal gelingt es auch dadurch, den Glaukomanfall rasch zu bessern. Vielfach wird man damit aber lediglich die Wirkungen der chemischen Arzneimittel verbessern.

Suche nach chronischen Krankheitsherden

Die Naturmedizin empfiehlt außerdem, nach dem akuten Anfall besonders sorgfältig nach chronischen Krankheitsherden zu suchen. Sie bestehen bevorzugt an kranken Zahnwurzeln, Mandeln und Nasennebenhöhlen und verursachen selbst kaum Beschwerden. Durch Fernwirkung können sie aber andere Erkrankungen auslösen, unterhalten und verschlimmern.

Nach naturmedizinischer Erfahrung bestehen bei Glaukompatienten häufig solche Herde, auf die bei der üblichen Therapie nicht geachtet wird.

Neuraltherapie erst als Nachsorge

Wenn ein solcher Krankheitsherd durch Neuraltherapie saniert wird, kann das Glaukom offenbar manchmal sogar ausheilen. Aber die Herdsanierung ist nie geeignet, um den akuten Anfall rasch zu unterdrükken. Sie kommt erst bei der Nachsorge zum Einsatz.

Da jeder neue akute Glaukomanfall das Risiko bleibender Augenschäden bis hin zur Erblindung erhöht, stellt sich nach der Senkung des Augeninnendrucks die Frage, ob gleich chirurgisch behandelt werden soll. Das läßt sich nur im Einzelfall beurteilen.

Beim einen Patienten wird man zunächst versuchen können, den Augeninnendruck durch Arzneimittel und Naturheilverfahren zu kontrollieren; das gelingt nicht selten viele Jahre lang, bis schließlich die Operation vielleicht doch noch notwendig wird. In anderen Fällen mag das Risiko zu hoch erscheinen, als daß man sich auf die medikamentöse Therapie verlassen dürfte. Dann soll die Operation nicht unnötig aufgeschoben werden.

Operationstechniken

Grundsätzlich unterscheidet man die folgenden Operationstechniken beim Glaukom:

Iridenkleisis

- *Iridenkleisis*, bei der man einen Teil der Basis der Regenbogenhaut durchtrennt und zwischen Hornhaut und Lederhaut einklemmt. So wird ein neuer Kanal geschaffen, durch den das Kammerwasser infolge der „Dochtwirkung" unter die Bindehaut abfließen kann; dort wird es dann aufgesogen.

Goniotrepanation

- In schwierigeren Fällen genügt die Iridenkleisis meist nicht, man führt dann eine *Goniotrepanation* durch. Dabei wird ein Abflußkanal für das Kammerwasser unter der Bindehaut geschaffen, der mit einem „Deckel" aus Lederhaut versehen ist.

Trabekulotomie

- Wenn das Glaukom durch eine Verfilzung des Netzwerks vor dem Abflußkanal entsteht, wendet man meist die *Trabekulotomie* an. Bei dieser Technik wird das blockierte Netzwerk wieder durchgängig gemacht, damit das Kammerwasser auf natürlichem Weg abfließen kann.

Die zuletzt genannte Operationstechnik ist der natürlichste Weg, denn dabei schafft man keinen künstlichen neuen Abfluß, sondern nutzt den vorhandenen normalen Abflußkanal. Aber das ist nicht bei allen Patienten möglich. Welche Operationstechnik angezeigt ist, muß stets je nach Einzelfall entschieden werden.

Gehört zu den Routineoperationen

Die Glaukomoperation gehört heute zu den Routineeingriffen mit guten Ergebnissen und relativ geringem Risiko. Es besteht kein Grund, die Operation unnötig aufzuschieben, wenn auf andere Weise keine zuverlässige Therapie mehr möglich erscheint. Die Gefahr, durch weitere Glaukomanfälle bleibende Augenschäden zu erleiden, liegt wesentlich höher als das mögliche Risiko der Operation.

Die Operation nicht unnötig aufschieben

Das chronische Glaukom

So ernst ein akuter Glaukomanfall auch verläuft, er bietet doch den Vorteil, daß man sofort auf die Krankheit aufmerksam wird und eine gezielte Behandlung durchführen läßt. Das chronische Glaukom dagegen verläuft schleichend und kann schon weit fortgeschritten sein, wenn es endlich diagnostiziert und behandelt wird. Dann bestehen häufig bereits ernstere Augenschäden vor allem am Sehnerven, die nicht mehr rückgängig zu machen sind.

Schleichender Verlauf

Beim primären chronischen Glaukom unterscheidet man 2 Formen wie folgt:

2 Formen

- *Glaucoma simplex*, das einfache, aber keineswegs harmlos verlaufende Glaukom, das zu den häufigsten Ursachen der Blindheit gehört.
- *Chronisches Engwinkelglaukom*, das man als eine Kombination des einfachen mit dem akuten Glaukom verstehen kann.

Beide Formen gelten grundsätzlich als unheilbar und erfordern lebenslange medikamentöse Therapie, oft nach einiger Zeit auch die Operation.

Einfaches Altersglaukom

Die *Glaucoma simplex*, auch als *chronisches Weitwinkelglaukom* bezeichnet, betrifft in der Regel beide Augen. Meist erkrankt zunächst das eine, später das andere Auge. Es handelt sich dabei um ein Altersglaukom, das jenseits der Lebensmitte beginnt. Typisch ist vor allem eine Verfilzung des Netzwerks, das sich im Kammerwinkel vor dem Kanal befindet, durch den das Kammerwasser normalerweise abfließt.

Glaucoma simplex

Chronisches Weitwinkelglaukom

Durch diese altersbedingte Veränderung, die etwa ab dem 40./45. Lebensjahr beginnt, wird der Abfluß zunehmend blockiert, das Kammerwasser staut sich und erhöht den Augeninnendruck.

Nicht jeder leidet an der Veränderung des Netzsystems

Natürlich leidet nicht jeder Mensch nach der Lebensmitte an dieser Veränderung des Netz-(Trabekel-)systems. Weshalb die natürliche Alterung bei manchen zur Behinderung des Abflusses führt, bei der Mehrzahl der älteren Menschen aber nicht, läßt sich noch nicht endgültig erklären. Vielleicht spielen dabei Erbanlagen eine Rolle, möglicherweise auch frühere Erkrankungen der Augen, die das Netzwerk so schädigen, daß es vorzeitig verfilzt.

Verlauf

Das chronische einfache Glaukom verläuft heimtückisch, denn es verursacht lange Zeit keine wahrnehmbaren Beschwerden an dem erkrankten Auge. Auch das Sehvermögen bleibt noch lange unverändert. Zwar wird der Sehnerv durch den hohen Augeninnendruck bald geschädigt, und es kommt zu Ausfällen im Gesichtsfeld, die aber zunächst nicht bemerkt werden. Sie befinden sich anfangs nämlich in dem Teil des Gesichtsfelds, das von beiden Augen wahrgenommen wird. Deshalb verbirgt das gesunde Auge den Ausfall. Man bemerkt ihn erst, wenn er so groß wird, daß er vom gesunden Auge nicht mehr ausgeglichen werden kann oder wenn auch dieses Auge erkrankt. Dann ist der Sehnerv aber schon erheblich und unheilbar geschädigt.

> Es gibt keine andere Möglickeit, um das chronische einfache Glaukom im frühestmöglichen Stadium festzustellen, als die regelmäßige fachärztliche Vorsorgeuntersuchung, die etwa ab der Lebensmitte ungefähr jährlich durchgeführt werden soll. Nur auf diese Weise läßt sich der grüne Star sicher nachweisen, wenn er noch keine Symptome erzeugt.

Vorsorgeuntersuchung nutzen!

Nutzen Sie unbedingt diese Vorsorgeuntersuchungen. Je früher das Glaukom erkannt und behandelt wird, desto geringer sind die Schäden, die am Sehnerven entstehen. Zwar soll es nach Berichten durch naturmedizinische Heilverfahren manchmal gelungen sein, den Sehnerven teilweise zu regenerieren, aber die Angaben dazu sind zu vage, als daß man sich darauf verlassen dürfte.

Chronisches Engwinkelglaukom

Flache Vorderkammer des Auges mit engem Kammerwinkel

Bei dieser Form des chronischen grünen Stars besteht eine flache Vorderkammer des Auges mit engem Kammerwinkel. Dadurch wird der Abfluß des Kammerwassers behindert.

Weitere Ursachen

Damit es zur Erkrankung kommen kann, müssen neben dieser anlagebedingten Grundursache weitere Faktoren mitwirken, z. B. vorangegangene andere Erkrankungen der Augen, aber auch psychische Belastungen. Da Frauen etwa doppelt so häufig wie Männer an dieser Glaukomform leiden, kommen als weitere Ursachen im Einzelfall wohl auch hormonelle Einflüsse in Betracht.

Symptome

Die Krankheit weist Symptome des chronischen einfachen Glaukoms auf, vor allem den Ausfall des Gesichtsfelds. Sie verläuft aber schubweise mit deutlichen Schwankungen des Augeninnendrucks. Dabei besteht grundsätzlich immer die Gefahr, daß es zum akuten Glaukomanfall kommt. Das muß durch eine sorgfältige, konsequent durchgeführte medikamentöse Einstellung des Drucks verhindert werden. Wirken Arzneimittel nicht ausreichend, ist die chirurgische Behandlung angezeigt.

Günstigere Prognose

Die Prognose beim chronischen Engwinkelglaukom gilt im Vergleich zum einfachen Glaukom als günstiger. Wenn es gelingt, akute Anfälle zu vermeiden, kommt es seltener als bei der Glaucoma simplex zur Erblindung.

Therapie des chronischen grünen Stars

Augeninnendruck medikamentös senken

Sobald das chronische einfache oder Engwinkelglaukom diagnostiziert wurde, versucht der Augenarzt zunächst, den Augeninnendruck medikamentös zu senken. Das Standardmittel Pilokarpin wurde bereits beim akuten Glaukomanfall genannt. Als Alternativen oder zur ergänzenden Therapie gibt es verschiedene andere Wirkstoffe, die den Augeninnendruck unter Kontrolle halten können.

Carbachol, Clonidin, Apraclonidin und Dipivetrin

Zur gleichen Gruppe wie Pilokarpin gehören vor allem die chemischen Substanzen *Carbachol, Clonidin, Apraclonidin* und *Dipivetrin*. Welcher dieser Wirkstoffe zur lokalen Behandlung am Auge in Form von Tropfen geeignet ist, hängt von der Form des Glaukoms ab. Die Medikamente stehen alle unter Rezeptpflicht und müssen individuell vom Augenarzt verordnet werden.

Nebenwirkungen

Nebenwirkungen kommen vor allem am Auge selbst vor, z. B. Brennen, Tränenfluß und allergische Reaktionen des Auges, ferner Niesreiz, Nasenlaufen und Nasenbluten. Darüber hinaus können Allgemeinsymptome auftreten, wie Kopfschmerzen, Schwindel, Abfall des Blutdrucks, Übelkeit, sehr selten Kältegefühl und Kribbeln in den Gliedern, Stuhlverstopfung, Schlafstörungen oder abnorme Müdigkeit.

Betarezeptorenblocker

Die andere Wirkstoffgruppe, die als Alternative zu Pilokarpin oder auch zusätzlich verwendet werden kann, sind die *Betarezeptorenblocker* (kurz Betablocker). In der Allgemeinmedizin werden sie vor allem bei Bluthochdruck und Angina pectoris verordnet, die lokale Anwendung am Auge in Form von Tropfen senkt den erhöhten Augeninnendruck. Die Wirkung kommt durch gezielte Hemmung bestimmter Teile des vegetativen Nervensystems zustande.

Häufig verordnete Betablocker

Zu den häufig verordneten Betablockern gehören die Wirkstoffe *Betaxolol, Carteolol, Levobunolol, Metipranolol* und *Timololhydrogenmaleat*.

Nebenwirkungen

Als Nebenwirkungen dieser Arzneimittel können am Auge vor allem Reizungen der Hornhaut, Lidrandentzündungen und zu starke Einschränkung der Tränenabsonderung auftreten. Außerdem sind Allgemeinwirkungen möglich, hauptsächlich Kopfschmerzen, Müdigkeit, unerwünschte Blutdrucksenkung, Herzrhythmusstörungen, Verkrampfung der Bronchien, allergische Reaktionen zum Beispiel der Haut und zuweilen auch depressive Verstimmungen.

Nebenwirkungen müssen in Kauf genommen werden

Die unerwünschten Nebenwirkungen der lokal drucksenkenden Arzneimittel müssen oft in Kauf genommen werden, weil die Kontrolle des Augeninnendrucks wichtiger ist. Wenn zu starke Beschwerden auftreten, müssen verschiedene Wirkstoffe ausprobiert werden, bis man den am besten verträglichen findet. Führen alle zu unvertretbaren Nebenwirkungen, wird meist die Operation unumgänglich notwendig.
Oft bleiben die unerwünschten Begleiterscheinungen aber mäßig und lassen nach einiger Zeit nach. Bei vielen Patienten treten überhaupt keine nennenswerten Nebenwirkungen auf. Das hängt immer auch von der persönlichen Empfindlichkeit ab.

> Keinesfalls dürfen Sie bei Nebenwirkungen selbständig die Medikamente absetzen oder die verordnete Dosierung verringern. Das könnte zum raschen bedrohlichen Druckanstieg führen. Suchen Sie bei solchen Begleiterscheinungen sofort den Augenarzt auf, der über die weitere Therapie entscheiden muß.

Bei ausbleibendem Erfolg Operation

Wenn die drucksenkende medikamentöse Behandlung nicht zuverlässig genug wirkt oder nicht vertragen wird, muß in der Regel chirurgisch behandelt werden. Die verschiedenen Operationstechniken wurden beim akuten Glaukomanfall bereits erklärt. Beim einfachen chronischen Glaukom kommt häufig die Trabekulotomie in Frage, um das verfilzte Netzwerk vor dem Abflußkanal wieder zu öffnen. Beim chronischen Engwinkelglaukom wird im Frühstadium zum Teil eine Iridenkleisis durchgeführt, oft ist aber auch die Goniotrepanation mit Anlage eines Abflußkanals unter der Bindehaut erforderlich.

> Wenn sich eine Operation als unvermeidlich erweist, soll sie nicht unnötig aufgeschoben werden, denn jede Verzögerung kann die Schädigung des Sehnerven verschlimmern.

Die Naturmedizin lehnt drucksenkende Arzneimittel und Operation nicht grundsätzlich ab. Insbesondere

Pilokarpin wird auch in der Naturheilkunde verwendet

der pflanzliche Wirkstoff Pilokarpin wird auch in der Naturheilkunde oft gebraucht, um den Augeninnendruck zu senken. Darüber hinaus versucht die Naturmedizin aber noch, die Ursachen des Glaukoms gezielt zu beeinflussen. Dazu werden verschiedene Heilverfahren eingesetzt, die im Einzelfall gut und dauerhaft wirken können. Ob tatsächlich eine Heilung möglich ist, wie manche Berichte behaupten, läßt sich nicht zuverlässig beantworten. Man kann es unter fachärztlicher Verlaufskontrolle versuchen, aber zu viel darf man davon nicht erwarten.

Homöopathie spielt eine wichtige Rolle

Eine wichtige Rolle bei der naturmedizinischen Therapie des grünen Stars spielt die Homöopathie. Die Wirkstoffe müssen individuell richtig ausgewählt werden, bleiben also fachlicher Verordnung vorbehalten.

Standardmittel

Zu den Standardmitteln gehören:

- *Atropinum sulfuricum D 10* mit täglich 3mal 1 Dosis (s. dazu S. 76);
- *Belladonna D 12* mit täglich 2- bis 4mal 1 Dosis;
- *Glonoinum D 6* mit täglich 3mal 1 Dosis, vor allem dann geeignet, wenn Sehstörungen und Bluthochdruck bestehen;
- *Aurum D 10* mit täglich 3mal 1 Dosis, insbesondere für Übergewichtige mit hohem Blutdruck geeignet.

Individuelle Besonderheiten müssen beachtet werden

An diesen Beispielen sehen Sie schon, daß bei der homöopathischen Therapie des Glaukoms verschiedene individuelle Besonderheiten beachtet werden müssen; das schließt eine Selbstbehandlung von vornherein aus. Da es nur wenige Augenärzte gibt, die sich mit Homöopathie auskennen, kann die homöopathische Glaukomtherapie auch von einem Naturmediziner verordnet werden. Der Augenarzt muß dann aber regelmäßig den Krankheitsverlauf überwachen.

Lebenslange Anwendung

Die homöopathische Behandlung wird lange Zeit (lebenslang) angewendet. Dadurch ist es im Einzelfall möglich, das Glaukom unter Kontrolle zu halten. In Frage kommt aber auch die Kombination der Homöopathie mit schulmedizinischer Therapie, wobei die homöopathischen Mittel die Wirksamkeit der anderen Medikamente verbessern.

Ergänzend wendet die Naturmedizin oft noch Aderlässe und Blutegel an. Diese beiden altbewährten Heilverfahren können mit zur Senkung des Augeninnendrucks beitragen. Der *Aderlaß*, bei dem wie bei einer Blutspende eine individuell vom Therapeuten bestimmte Menge Blut entzogen wird, eignet sich vor allem für Glaukompatienten, die gleichzeitig an hohem Blutdruck leiden. Dabei wird das Blut verdünnt und die Durchblutung auch in den Augen verbessert. Zunächst wendet man das Verfahren mehrmals in kürzeren Abständen an, später genügt dann meist die Durchführung in längeren Intervallen. Die *Blutegel*-Therapie erfolgt regelmäßig in Abständen von 2–3 Monaten vor allem an der Schläfe.

Aderlaß

Blutegeltherapie

Die Wirkungsweise der beiden Heilverfahren beim Glaukom kann noch nicht genau erklärt werden. Man erzielt damit auch nicht in jedem Fall eine Besserung. Aber ein Versuch empfiehlt sich bei den meisten Patienten.

Auch die chinesische *Akupunktur* mit Nadeln, Elektroreizen oder Laserstrahlen ist beim Glaukom zum Teil erfolgreich. Man harmonisiert dadurch den Energiestrom durch den Körper, der nach chinesischer Auffassung bei Krankheiten immer gestört ist. Die Wirkung beim Glaukom läßt sich vielleicht daraus erklären, daß eine Energiefülle besteht, die durch Akupunktur aus- und umgeleitet wird. Die zur Behandlung notwendigen Punkte auf der Haut kann nur der Therapeut sicher ermitteln und gezielt behandeln. Zum Teil befinden sie sich in der Nähe der Augen, teils aber auch weit entfernt davon.

Akupunktur ist zum Teil hilfreich

Erklärung der Wirkung

Schließlich soll beim Glaukom noch nach Krankheitsherden zum Beispiel an Zahnwurzeln, Mandeln und Nasennebenhöhlen gesucht werden. Sie scheinen nach den Erfahrungen der Naturmedizin beim erhöhten Augeninnendruck oft eine gewisse Rolle zu spielen. Zur Sanierung dieser Herde wendet man hauptsächlich die *Neuraltherapie* mit Injektion von Procain oder homöopathischen Mitteln an. Wenn es gelingt, einen Herd dadurch zu beseitigen, kann eine deutliche und anhaltende Besserung des Glaukoms eintreten. Ob es

Suche nach Krankheitsherden

Neuraltherapie mit Procain-Injektion

tatsächlich im Einzelfall auch zur Heilung kommt, wie manche Erfahrungsberichte angeben, ist aber unsicher.

Andere Krankheiten der Augen

Es gibt noch eine Reihe weiterer Augenleiden, die im Rahmen dieses Buchs nicht mehr alle vorgestellt werden können. Zum Schluß soll noch auf Farb- und Nachtblindheit, Schielen, Glaskörpertrübungen und Erblindung eingegangen werden. Außer der harmlosen Glaskörpertrübung mit „fliegenden Mücken" erfordern alle diese Erkrankungen fachärztliche Kontrolle.

Ausfall des Farbsehens

Totale Farbblindheit ist selten

Eine totale Farbblindhelt, bei der nur unterschiedliche Helligkeitswerte, aber keine Farben wahrgenommen werden, kommt selten vor. Die teilweise Farbblindheit dagegen betrifft ungefähr 8 % aller Männer. Frauen leiden kaum daran, denn diese Störung der Farbwahrnehmung wird geschlechtsgebunden vererbt und tritt dann nur bei Männern auf. Die im Lauf des Lebens erworbene Farbfehlsichtigkeit als Folge anderer Krankheiten entsteht unabhängig vom Geschlecht.

Ursachen der Farbfehlsichtigkeit

Zapfen der Netzhaut sind für die Wahrnehmung der Farben zuständig

Für die Wahrnehmung von Farben sind die Sehpigmente in den Zapfen der Netzhaut zuständig. Davon gibt es 3 verschiedene Arten, die den Rot-, Grün- und Blauanteil des Lichts einfangen. Aus der Mischung dieser Farben ergibt sich dann die Vielfalt der zahllosen Farbabstufungen. Die Energie der Lichtwellen erzeugt in den Zapfen chemische Veränderungen, die in elektrische Nervenerregungen umgesetzt und zum Gehirn weitergeleitet werden. Dort erst erfolgt die Wahrnehmung der Farben.

Entstehung der Störung

Störungen des Farbsehens entstehen häufig, wenn die Sinneszellen der Netzhaut nicht richtig funktionieren. Manchmal wird die Farbfehlsichtigkeit aber auch durch Schädigung der Nervenbahnen zwischen Netzhaut und Gehirn oder bei Erkrankungen des für das Farbsehen zuständigen Areals der Hirnrinde verursacht.

Grundsätzlich unterscheidet man nach den Ursachen die folgenden beiden Formen der Farbsinnstörung:

Angeborene Störung des Farbsehens

- Angeborene Störung des Farbsehens, die häufigste Ursache, die meist zur geringeren Farbsinnschwäche oder teilweisen Farbenblindheit, selten zur völligen Farbenblindheit führt. Der Erbgang ist geschlechtsgebunden rezessiv, das bedeutet, daß Frauen die Erbanlage zwar weitergeben, selbst aber nicht an der Farbsehstörung leiden; von den Männern mit der Erbanlage erkrankt nicht jeder an Farbfehlsichtigkeit.

Erworbene Störungen des Farbsinns

- Erworbene Störungen des Farbsinns, die beide Geschlechter betreffen können; sie führen zur geringeren Farbsinnschwäche, teilweisen oder totalen Farbenblindheit. Zu den häufigsten Ursachen gehören verschiedene Erkrankungen der Netzhaut, z. B. die Ablösung. Ferner können krankheitsbedingte Schäden an den optischen Bahnen zwischen Netzhaut und Gehirn oder Erkrankungen der Hirnrinde selbst vorliegen. Nicht selten betrifft die Farbsehstörung in solchen Fällen nur einen Teil des Gesichtsfelds, meist sind gleichzeitig auch andere Funktionen der Augen gestört.

Bei der häufigen angeborenen Farbfehlsichtigkeit gibt es keine therapeutischen Möglichkeiten, damit müssen die Betroffenen leben. Die im Lauf des Lebens erworbenen Farbsehstörungen können wieder verschwinden, wenn die Grundkrankheit geheilt wird. Allerdings gelingt das nicht immer, ein schwer geschädigter Sehnerv kann zum Beispiel nicht mehr regeneriert werden.

Formen und Symptome

3 Schweregrade

Bei den Störungen des Farbsehvermögens unterscheidet man nach der Schwere 3 verschiedene Formen mit unterschiedlichen Symptomen: totale und partielle Farbenblindheit sowie die geringfügigere Farbsinnschwäche, die am häufigsten (etwa 5 % aller Männer) auftritt.

Totale Farbenblindheit

Totale Farbenblindheit kommt relativ selten vor. In erster Linie durch Erkrankungen der Netzhaut, der optischen Bahnen zum Gehirn oder der Hirnrinde. Nur bei wenigen Menschen beruht sie auf einem angeborenen Funktionsausfall der Zapfen der Netzhaut (daher auch als *Zapfenblindheit* bezeichnet). Die Betroffenen können keine Farben wahrnehmen, sondern erkennen lediglich Helligkeitsunterschiede. Gleichzeitig bestehen häufig Lichtscheu der Augen, dauerndes Blinzeln und meist Astigmatismus (s. Brechungsfehler der Augen). Das Stäbchensehen in der Dämmerung und Nacht bleibt intakt.

Zapfenblindheit

Farbsinnschwäche

Als *Farbsinnschwäche* bezeichnet man die am häufigsten vorkommende leichtere Störung des Farbsinns. Dabei ist die Empfindlichkeit für die einzelnen Farben vermindert. Je nachdem, welche der 3 Grundfarben betroffen wird, unterscheidet man folgende Formen:

Protanomalie

- *Protanomalie* (Rotschwäche) mit verminderter Empfindlichkeit der Zapfen für Rot; dadurch werden Dunkelrot mit Schwarz, Violett mit Blau und Grün mit Weiß oder Grau verwechselt.

Deuteranomalie

- *Deuteranomalie* (Grünschwäche) mit verminderter Empfindlichkeit der Zapfen für Grün; das führt zur Verwechslung von Grün mit Grau, Braun und Gelb.

Tritanomalie

- *Tritanomalie* (Blauschwäche) mit verminderter Empfindlichkeit der Zapfen für Blau; sie kommt seltener vor und verursacht die Verwechslung von Blau mit Grün, Hellblau mit Grau und Zartgelb mit Zartrosa.

Partielle Farbblindheit

Wenn die Farbfehlsichtigkeit stärker ausgeprägt ist, spricht man von *partieller (teilweiser) Farbblindheit*.

Dann werden nur 2 der 3 Grundfarben wahrgenommen, die andere fällt aus. Deshalb nennt man diese Patienten auch *Dichromaten*. Folgende Formen sind möglich:

Dichromaten

- *Protanopie* (Rotblindheit) mit Ausfall der Rotwahrnehmung; daher werden Rot, Grün, Braun und Gelb miteinander, Dunkelrot mit Schwarz und Blau mit Violett verwechselt.

Protanopie

- *Deuteranopie* (Grünblindheit) mit Ausfall der Grünwahrnehmung; miteinander verwechselt werden die gleichen Farben wie bei der Protanopie sowie Blau mit Violett, aber nicht Dunkelrot mit Schwarz.

Deuteranopie

- *Tritanopie* (Blaublindheit), der seltene Ausfall der Wahrnehmung von Blau, wobei Blau mit Grün, Rot mit Orange, Hellgelb mit Weiß und Grüngelb mit Violett und Grau verwechselt werden.

Tritanopie

Neben diesen Formen kommt noch die *Farbschwäche* vor. Dabei nehmen die ausgeruhten Augen die Farben normal wahr. Der Farbsinn ermüdet aber abnorm schnell, und das Farbunterscheidungsvermögen läßt nach, so daß es zu Symptomen ähnlich bei den Farbanomalien kommt. Nach ausreichender Erholung der Augen kehrt das normale Farbsehvermögen zurück. Auch hier liegt eine Störung der Zapfen vor, die anlagebedingt ist oder durch Augenkrankheiten im Lauf des Lebens entsteht.

Farbschwäche

Praktische Konsequenzen

Störungen des Farbsinns bedeuten zwar keine ernste Krankheit, aber immer eine erhebliche Behinderung im Alltag. Wie stark man dadurch eingeschränkt wird, hängt mit von der Form der Störung ab. Die praktischen Konsequenzen für die Lebensführung kann im Einzelfall nur der Augenarzt beurteilen.

Erhebliche Behinderung im Alltag

In 2 Lebensbereichen wirken sich die Farbsehstörungen besonders schwerwiegend aus: Verkehr und Beruf. Wer am Straßenverkehr teilnimmt, muß die verschiedenen Farben vor allem der Verkehrszeichen und Ampeln beachten. Problematisch sind insbeson-

Verkehrsteilnehmer

dere Rot- und Grünstörungen (Ampeln), die ohnehin seltenere Blaustörung wirkt sich nicht so gravierend aus. Man kann aber lernen, sich trotz der Behinderung sicher im Straßenverkehr zu bewegen. Darüber muß mit dem Augenarzt gesprochen werden.

Berufswahl

Bei der Berufswahl schließt das behinderte Farbsehvermögen von vornherein alle Berufe aus, bei denen es auf genaues Farbsehen ankommt. Unter anderem gehören dazu Berufe im grafischen Gewerbe, in der Mode- und Werbebranche oder künstlerische Arbeiten. Natürlich kann man auch hier bis zu einem gewissen Grad lernen, die Störung des Farbsinns auszugleichen, aber das wird für die Berufsausübung oft nicht genügen.

Es gehört deshalb bei uns zur Berufsberatung, den Farbsinn zu prüfen und bei Störungen von entsprechenden Berufen abzuraten. Wenn sich eine Behinderung des Farbsehvermögens durch Krankheit erst im Lauf des Lebens entwickelt, kann das in manchen Berufen Grund für eine Umschulung sein. Darüber beraten die medizinischen Dienste der Arbeitsämter.

Die Nachtblindheit

Bei dieser Störung sieht man am Tag völlig normal. Sobald aber die Dämmerung einsetzt, wird das Sehvermögen zunehmend eingeschränkt. Völlige Blindheit besteht zwar auch in der Nacht normalerweise nicht, aber die Sehfähigkeit kann hochgradig verringert sein.

Ursachen

Verursacht wird die Nachtblindheit durch den teilweisen, selten völligen Ausfall des Stäbchensehens, die Empfindlichkeit der Netzhaut für das Restlicht in der Dunkelheit ist also unterschiedlich stark verringert. Nicht selten wird die Nachtblindheit vererbt. Ferner kann sie sich bei Degeneration der Netzhaut oder Schwund des Sehnerven entwickeln, außerdem oft bei starker Kurzsichtigkeit.

Vitamin-A-Mangel

Leichtere Formen der Nachtblindheit deuten oft auf einen Mangel an Vitamin A hin, denn dieser Vitalstoff ist unentbehrlich für das Sehvermögen in der Dunkelheit. Da Vitamin A in vielen Lebensmitteln vorkommt, wird der Bedarf normalerweise auch durch die übliche falsche Zivilisationskost gedeckt. Zum Mangel mit Nachtblindheit kommt es hauptsächlich, wenn der Bedarf an Vitmin A erhöht ist. Das kann bei verschiedenen Krankheiten (z. B. Infektionen) der Fall sein.

Vitamin-A-Mangel durch zuviel Fernsehen

Besonders oft scheint die Nachtblindheit durch Vitamin-A-Mangel nach heutigem Wissen aber durch viel Fernsehen entstehen. Dabei verbrauchen die Augen bis zu 20mal mehr Vitamin A als bei anderen Tätigkeiten, ein Mangel wird also über kurz oder lang geradezu vorprogrammiert. Dagegen hilft nur die Einschränkung des Fernsehens oder die zusätzliche Zufuhr von Vitamin A in Form von Arzneimitteln.

Frühjahrs-Nachtblindheit

Eine Sonderform wird als *Frühjahrs-Nachtblindheit* bezeichnet, weil sie gehäuft im Frühling auftritt. Ihr liegt ebenfalls ein Mangel an Vitamin A zugrunde, der sich oft im Lauf des Winters durch ungünstige Ernährung (zu wenig frische pflanzliche Kost) und vermehrten Vitamin-A-Bedarf in der kalten Jahreszeit einstellt.

Ursachen müssen fachärztlich geklärt werden

Die Ursachen der Nachtblindheit, die besonders im Straßenverkehr ein hohes Risiko darstellt, müssen durch fachärztliche Untersuchung geklärt werden. Bei der angeborenen Form ist keine Behandlung möglich, damit müssen die Betroffenen leben. Wenn Erkrankungen als Ursache bestehen, kann deren gezielte Behandlung das Sehvermögen in der Dunkelheit wieder verbessern. Allerdings gelingt es bei einigen Krankheiten nicht mehr, das Nachtsehvermögen wieder herzustellen. Vor allem Degenerationen der Netzhaut oder Schwund des Sehnerven lassen sich kaum vollständig regenerieren, eine gewisse Einschränkung des Nachtsehvermögens bleibt häufig bestehen.

Therapie

Die Nachtblindheit als Folge von Vitamin-A-Mangel kann leicht korrigiert werden. Dazu verordnet der Augenarzt zur Normalisierung in höherer Dosis Vitamin A. Selbständig soll das Vitamin in Form von Arzneimitteln nur kurze Zeit in höherer Dosierung verabreicht werden, denn es kann sich so stark im Körper anreichern, daß es giftig wirkt. Wenn die rezeptfrei erhältlichen Vitamin-A-Medikamente genau nach Anweisung angewendet werden, besteht in der Regel keine Vergiftungsgefahr. Die Arzneimittel mit hohem Vitamin-A-Gehalt stehen inzwischen ohnehin unter Rezeptpflicht.

Vorbeugung von Nachtblindheit durch Vitamin-A-Mangel

Zur Vorbeugung von Nachtblindheit durch Vitamin-A-Mangel sind grundsätzlich keine Arzneimittel erforderlich. Auch bei erhöhtem Bedarf genügt normalerweise die Zufuhr mit der Nahrung. So enthält zum Beispiel schon eine mittelgroße Karotte genügend Vitamin A, um den Tagesbedarf zu decken. Wichtig ist aber, daß Karotten und andere pflanzliche Vitamin-A-Quellen stets mit etwas Fett (am besten Rohkost mit Pflanzenöl) verzehrt werden. Vitamin A ist nämlich fettlöslich und kann nur mit Hilfe von Fett aufgenommen und verwertet werden.

Schielen durch Augenmuskelstörungen

Normales Sehen

Wenn wir mehr als 5–6 m weit in die Ferne blicken, sind die Achsen der beiden Augen normalerweise parallel ausgerichtet. Beim Blick auf nähere Objekte stellen sich die Achsen der beiden Augen in einer gegensinnigen Bewegung nach innen so ein, daß sich die Blicklinien überkreuzen. Diese koordinierten Bewegungen werden durch die Augenmuskeln bewirkt und automatisch vom Gehirn gesteuert. Dadurch wird gewährleistet, daß die von jedem Auge getrennt aufgenommenen Bilder im Gehirn zu einem Bild übereinandergelagert werden, also keine störenden Doppelbilder wahrgenommen werden.

Allerdings sehen wir immer nur die Bilder einfach, auf die der Blick fixiert ist oder die sich auf einem Kreis befinden, den man durch die Pupillen beider Augen und den Fixierpunkt zieht. Alle Objekte, die nicht direkt fixiert werden oder sich außerhalb dieses *Horopterkreises* befinden, werden unscharf oder doppelt wahrgenommen. Normalerweise bemerken wir das aber nicht, da im Gehirn immer nur die scharfen einfachen Bilder vom Fixierpunkt oder auf dem Horopterkreis bewußt wahrgenommen, die doppelten und unscharfen dagegen ignoriert werden.

Ursache des Schielens

Zum Schielen kommt es, wenn die automatische Gleichschaltung der Augenachsen gestört ist. Das eine Auge betrachtet dann das Objekt, das andere blickt in eine andere Richtung.

Kommt häufig vor

Diese Sehstörung kommt strenggenommen sehr häufig vor, denn nur bei etwa 25 % aller Menschen besteht ein ideales Gleichgewicht der Augenmuskeln. Bei allen anderen liegt grundsätzlich eine Neigung zum Schielen vor. In der Regel gelingt es aber, dieses Schielen unter Kontrolle zu halten. Dazu steuert das Gehirn die einzelnen Augenmuskeln so, daß die Augenachsen durch vermehrte Anstrengung gleichgerichtet bleiben. Diese dauernde abnorme Anspannung kann zu unklaren Kopfschmerzen führen, deren Ursachen oft nicht richtig erkannt werden.

In der Regel gelingt es, das Schielen zu kontrollieren

Nur bei wenigen Menschen gelingt es nicht, das Schielen ständig unter Kontrolle zu halten. Bei Kindern bis zum 6. Lebensjahr sind unkoordinierte Augenbewegungen mit gelegentlichem Schielen normal und erfordern keine Behandlung. Wenn sie allerdings ständig schielen, besteht eine angeborene Fehlstellung der Augenachsen durch ein Ungleichgewicht der Augenmuskeln, die behandelt werden muß.

Bei Kindern bis zum 6. Lebensjahr ist gelegentliches Schielen normal

Ursachen des Schielens

Beginnt das Schielen erst bei Jugendlichen oder Erwachsenen, besteht eine krankhafte Ursache. Zu denken ist vor allem an Lähmungen der Augenmuskeln, Verletzungen, Entzündungen, Vergiftungen, Geschwülste im Auge, Nervenleiden oder beginnende multiple Sklerose. Der Augenarzt muß sofort aufgesucht werden, bei Bedarf sind zusätzlich allgemeinmedizinische Untersuchungen erforderlich.

Beim Schielen unterscheidet man grundsätzlich die folgenden beiden Formen:

Latentes Schielen

- *Latentes Schielen* durch Gleichgewichtsstörungen der Augenmuskeln, die normalerweise vom Gehirn ausgeglichen werden. Unter besonderen Belastungen kann das Schielen aber nicht unterdrückt werden, vor allem bei Ermüdung, Streß und Infektionskrankheiten. Wenn diese Einflüsse entfallen, kann das latente Schielen wieder kontrolliert werden. Durch die dauernde Anstrengung der Augenmuskeln, die das Schielen unterdrücken, bestehen allerdings oft unklare chronische Kopfschmerzen.

Manifestes Schielen

- *Manifestes Schielen*, das nicht mehr automatisch korrigiert werden kann, sondern ständig besteht und das Sehvermögen erheblich stört. Diese Form unterteilt man nochmals in das Lähmungs- und Begleitschielen.

Lähmungsschielen

Beim *Lähmungsschielen* besteht eine Lähmung der Augenmuskeln, die durch direkte Muskelschädigung oder indirekt durch eine Störung der für die Muskelsteuerung zuständigen Nerven eintritt. Dieses Schielen tritt meist spontan auf, das Gehirn kann also nicht mehr „lernen", die Sehstörung auszugleichen. Symptomatisch sind vor allem Doppelbilder, Störungen des Orientierungsvermögens, Schwindelgefühl, manchmal auch Übelkeit.

Begleitschielen

Konvergenzschielen

Divergenzschielen

Höhenschielen

Vom *Begleitschielen* spricht man, wenn das schielende Auge das andere in alle Richtungen begleitet. Man unterscheidet dabei das *Konvergenz*-(Einwärts-)*schielen* mit nach innen gerichtetem schielendem Auge und das *Divergenz*-(Auswärts-) *schielen*, bei dem das schielende Auge außen an dem Objekt vorbei blickt, das vom gesunden Auge fixiert wird, außerdem das *Höhenschielen* nach oben oder unten. Doppelbilder treten dabei nicht auf, denn das Gehirn unterdrückt das Bild der einen Netzhaut. Häufig kommt es dazu, wenn ein Augenmuskel stärker als der andere wirkt, so daß sich die Augen nicht gemeinsam auf einen Fixierpunkt einstellen können. Sehr oft besteht auch noch Kurz- oder Weitsichtigkeit als weitere Ursache.

Therapie des Schielens

Die Therapie des Schielens richtet sich nach den Ursachen. Wenn eine Krankheit vorliegt, muß sie gezielt behandelt werden, dann kann sich auch das Schielen wieder zurückbilden. Falls eine Kurz- oder Weitsichtigkeit besteht, ist die frühzeitige Korrektur mit einer Brille notwendig.

Manchmal kann es angezeigt sein, das aktivere Auge für einige Zeit abzudecken, damit die sonst vom Gehirn unterdrückten Bilder der Netzhaut des anderen Auges wieder bewußt werden. Außerdem sind oft Sehübungen mit speziellen Apparaturen notwendig.

Chirurgische Behandlung

Genügen diese Maßnahmen nicht, kann eine chirurgische Behandlung erforderlich werden. Dabei verstärkt man den zu schwachen Zug einzelner Augenmuskeln, indem man ihren Ansatz am Augapfel nach vorne verlagert, oder schwächt den zu starken Muskelzug ab, indem man den Ansatz nach hinten verlegt; unter Umständen werden beide Maßnahmen am gleichen Auge durchgeführt, um das Gleichgewicht der Muskulatur wieder herzustellen.

Operation gewährleistet nicht das gleichmäßige Sehen mit beiden Augen

Die Operation stellt zwar die Augenachsen wieder gerade, aber sie gewährleistet nicht das gleichmäßige Sehen mit beiden Augen. Deshalb muß nach dem Eingriff meist doch eine korrigierende Brille getragen werden. Außerdem kann ein spezielles Sehtraining erforderlich sein.

Beim angeborenen manifesten Schielen muß die Therapie bereits im frühen Kindesalter beginnen und soll möglichst bis zum Eintritt in die Schule beendet sein. Die medikamentöse Behandlung beginnt im 1. Lebensjahr. Ab dem 2. Lebensjahr sind Korrekturen durch eine Brille, wechselseitiges Abdecken eines Auges oder die operative Behandlung möglich, ab dem 5. Lebensjahr werden dann spezielle Augenübungen durchgeführt.

„Fliegende Mücken" bei Glaskörpertrübung

Mouches volantes

Ursachen

Die Wahrnehmung der *Mouches volantes*, wie man diese Störung in der medizinischen Fachsprache nennt, entsteht durch sehr kleine Trübungen im Glaskörper des Auges. Sie ähneln tatsächlich oft winzigen Mükken und bewegen sich auch mückenartig durch das Gesichtsfeld. Wenn sie häufiger auftreten oder dauernd bestehen, empfindet man diese Erscheinungen meist als sehr störend. Besonders oft kommen sie bei

starker Kurzsichtigkeit vor, aber auch normalsichtige Menschen können betroffen sein.
Im mittleren bis höheren Lebensalter gelten diese zarten Trübungen des Glaskörpers grundsätzlich als harmlos. Häufig handelt es sich dabei um kleine Cholesterinkristalle in der Flüssigkeit des Glaskörpers. Eine Therapie ist in der Regel nicht notwendig und bleibt oft auch ohne Erfolg. Immerhin kann man versuchen, durch Augentropfen eine Besserung zu erzielen, wenn die „fliegenden Mücken" erheblich stören. Gut eignen sich dazu die beim grauen Star bereits genannten, rezeptfrei in der Apotheke erhältlichen Conjunctisan-A-Augentropfen, die nach Gebrauchsanweisung längere Zeit verabreicht werden.
Ehe man mit der Selbstbehandlung beginnt, sollte aber eine fachärztliche Untersuchung durchgeführt werden. Manchmal, vor allem bei jüngeren Menschen, sind die Mouches volantes nämlich Symptom einer behandlungsbedürftigen Augenkrankheit. Zu denken ist vor allem an Entzündungen der Augen, die gezielt nach Verordnung beeinflußt werden müssen.

Therapie ist nicht notwendig

Augentropfen

Die völlige Blindheit

Ausfall des Sehvermögens

Hochgradige Sehschwäche

Als Blindheit bezeichnet man den angeborenen oder im Lauf des Lebens erworbenen Ausfall des Sehvermögens mit Pupillenstarre und Unfähigkeit zur Lichtempfindung. Im weiteren Sinn rechnet man zur Blindheit auch eine hochgradige Sehschwäche oder starke Einschränkung des Gesichtsfelds, die dazu führt, daß sich die Betroffenen in der Umgebung nicht mehr orientieren können. Diese Blindheit oder starke Sehschwäche kann vorübergehend auftreten und sich wieder bessern oder dauernd bestehen bleiben.

Vorübergehende Blindheit

Ursache

Wenn das Sehvermögen nur vorübergehend stark eingeschränkt oder völlig erloschen ist, liegt meist eine funktionelle Störung vor. Sie verschwindet nach einiger Zeit wieder. Danach kehrt das Sehvermögen in der Regel so zurück, wie es vor der Erblindung bestand.

Typisch für die funktionelle Blindheit ist, daß an den Augen selbst kein krankhafter Befund erhoben werden kann. Es liegt also keine Schädigung des Sehapparats vor, sondern eine Funktionsstörung, die durch andere Ursachen hervorgerufen wird. Zu den häufigsten gehören Gehirnerschütterung oder Schockzustände mit versagender Kreislaufregulation.

Funktionsstörung, die durch andere Ursachen hervorgerufen wurde

Die Therapie der funktionellen Blindheit kann naturgemäß nicht an den Augen ansetzen. Behandelt werden müssen die Ursachen, die außerhalb der Augen bestehen. Wenn sie ausgeheilt werden, kann auch das Sehvermögen zurückkehren. Ob dazu eine zusätzliche augenärztliche Behandlung notwendig ist, läßt sich immer nur im Einzelfall entscheiden. Häufig zu empfehlen sind Übungen des Sehtrainings nach Dr. Bates, die zum Teil trotz der Erblindung noch möglich sind, z. B. das Palmieren.

Therapie

Als Sonderform der Blindheit kennen wir die vorübergehende *psychogene Erblindung*. Auch dabei liegt keine Schädigung des Sehapparats vor, sondern eine rein seelisch verursachte funktionelle Störung, die zur Erblindung führt. Der medizinische Laie kann sich wohl schwer vorstellen, daß allein durch psychische Einflüsse das Sehvermögen versagt, aber das steht außer Zweifel. Besonders oft kommt es dazu bei Hysterie.

Psychogene Erblindung

Wenn psychische Störungen so ausgeprägt bestehen, daß sie sogar das Sehvermögen ausschalten, muß immer eine psychotherapeutische Behandlung durchgeführt werden. Dabei lernen die Betroffenen, die Ursachen der seelischen Krankheit wieder zu verstehen und die Symptome durch zweckmäßigere neue Verhaltensweisen zu ersetzen.

Psychotherapeutische Behandlung

Wichtig ist dabei auch die Frage, weshalb die psychischen Einflüsse ausgerechnet die Augen betreffen (es könnten ja auch andere Körperfunktionen gestört werden, z. B. in Form von Lähmungen). Vielleicht will man die Augen vor Lebensumständen verschließen, die unerträglich erscheinen? Das muß mit fachlicher Hilfe aufgeklärt und verarbeitet werden.

Dauernde Erblindung

Bei der dauernden Blindheit ist das Sehvermögen ständig hochgradig geschwächt oder völlig erloschen. Dieser Zustand kann durch Fehlentwicklungen angeboren sein oder im Lauf des Lebens durch Krankheiten entstehen. Vor allem die folgenden krankhaften Ursachen kommen in Frage:

Ursachen

- Plötzliche hochgradige Sehschwäche oder Erblindung eines Auges durch Erkrankungen und Verletzungen des Sehnerven, Blutungen der Netzhaut oder des Glaskörpers, Verschluß der Zentralarterie der Netzhaut oder akuten Glaukomanfall.
- Plötzliche hochgradige Sehschwäche beider Augen durch Lähmung der für die Akkommodation zuständigen Ziliarmuskeln, Blutungen oder Gefäßerkrankungen im Bereich der optischen Bahnen.
- Hochgradige Einengung des Gesichtsfelds eines Auges oder beider Augen durch Erkrankungen der Netzhautgefäße, Entzündungen der Ader- und Netzhaut oder Netzhautablösung.
- Plötzliche Erblindung beider Augen durch Erkrankungen oder Verletzungen im Bereich der Sehbahnen im Gehirn oder am Sehzentrum der Hirnrinde.

Sofortige augenärztliche Hilfe ist erforderlich

Es versteht sich von selbst, daß jede hochgradige Verschlechterung des Sehvermögens oder völlige Erblindung sofortige augenärztliche Hilfe erfordert. Durch frühzeitige Therapie kann es unter Umständen noch gelingen, das Sehvermögen wieder zu verbessern, das hängt von den Ursachen ab.

Hilfsmittel, um das Sehvermögen zu verbessern

Bei unheilbarer starker Sehschwäche können verschiedene Hilfsmittel eingesetzt werden, um das Sehvermögen zu bessern. Dazu gehören starke Lupenbrillen oder an einem Kopfband getragene spezielle Objektive für das Sehen in die Ferne. Außerdem gibt es inzwischen Fernsehsysteme, bei denen eine Kamera den Text erfaßt und stark vergrößert auf einem Bildschirm darstellt. Diese Systeme können auch völlig Erblindeten helfen; dann wird der Text von der Kamera erfaßt und in mechanische Schwingungen umgesetzt, die mit den Fingerspitzen (ähnlich wie Blindenschrift) wahrgenommen und als Buchstaben begriffen werden. Das erfordert längere Übung unter fachlicher Anleitung.

Rehabilitation in einem Sehzentrum

Dauernde völlige Erblindung erfordert eine längere Rehabilitation in einem Sehzentrum, an das der Arzt den Patienten überweist. Hier wird vor allem gelernt, mit der Behinderung so selbständig wie möglich zu leben. Dazu sind auch psychologische Hilfestellungen erforderlich, damit der Blinde zur Mitarbeit bei den Rehamaßnahmen motiviert wird und seine Behinderung verarbeiten kann, ohne daran zu verzweifeln. Es führte zu weit, auf diese individuellen Hilfen weiter einzugehen. Jedenfalls kann auch ein blinder Mensch, der sein Schicksal richtig bewältigt, ein sinnvolles und erfülltes Leben führen.

Register

T

U

V

W

Z

Meine eigenen Erfahrungen

Meine eigenen Erfahrungen